ヘルスリテラシーの諸相

メディア・スポーツ・ウェルネス

[編著]
大野 哲也
竹内 靖子
石田あゆう
木島 由晶

晃洋書房

まえがき

ヘルスリテラシーとはなにか

近年、よく見聞きする言葉のひとつに「リテラシー」がある。ネットリテラシー、金融リテラシー、リスクリテラシー、科学リテラシー、文化リテラシー、環境リテラシーなどの言葉に触れたことがある人は多いのではないだろうか。今の社会はリテラシーという言葉が花盛りだ。そもそもリテラシー（literacy）という言葉には「読み書きの能力」という意味がある。そこから、近年では「○○に関する知識を学び、情報を収集し、それらを正しく理解と評価をして活用できる能力」という意味合いで、さまざまな対象に「○○リテラシー」という言葉をくっつけて表現するようになった。

こうして氾濫するリテラシー概念の中で、本書が注目するのがヘルスリテラシー（health literacy）である。上記の解釈に拠ると「健康（ヘルス）に関する知識を学び、情報を収集し、それらを正しく理解と評価をして活用できる能力」となる。だが、ヘルスリテラシーも人によって定義が異なる。たとえば、東京都医師会は「健康や医療に関する正しい情報を入手し、理解して活用する能力」［東京都医師会 2023］と定義しているが、他方で「健康や医療に関する情報を入手し、理解し、評価し、活用する能力」［ナットビーム・キックブッシュ 2017:3］だと定義している研究者もいる。

言葉の端々は異なっているが、大まかに言わんとしていることは近似しているので、これ以上は微細な点に立ち入らずに、本書ではヘルスリテラシーを「健康に関する知識や情報を使いこなす能力」とゆるやかに括ったうえで話を進めていこう。

健康志向の高まりと混乱

言うまでもなく健康は、現代の社会を生きる私たちにとって重要な課題となっている。学校や職場で毎年おこなわれている健康診断や、年々、加速度的に増加して国の財政を圧迫し保険制度の維持を困難にしかねない医療費はそのことをよくあらわしている。「重い病を得て苦しんでも生きていきたい」と望む人はいないし、生まれてくる我が子に障がいがあることを望む親はいない。誰もが「健康的な人生」を歩みたいと思っている。

不幸な人生を歩みたいと願っている人は世の中には存在しないが、では幸福とは何だろうか。幸福の条件が何なのかは、人によって異なっていることだろう。「世の中は金がすべて。金があればなんでも買える」と思って蓄財に励んでいる人もいれば、「一日三食、美味しくご飯が食べられたら、それが幸せ」だと考えている人もいる。このように幸福観は人それぞれであるものの、まず健康であることがあらゆる幸福の基礎であることに異論のある人はいないだろう。健康でなければ貯めた金も使いようがないし、ご飯のおいしさをしみじみ味わうこともできない。健康はあらゆる幸福の前提条件となっているのだ。

現代社会に生きる私たちが健康でありたいと思ったとき、どのような行動をとるだろうか。おそらく最も身近なのは、インターネットで検索をして、自分が知りたい情報を収集して活用する方法だろう。そして実際に、ネット上には健康に関する情報が大量に流通している。しかしそれらの情報は、常に正誤が定まっているわけではない。たとえば「就寝する3時間前から、良い睡眠のためにも、消化のためにも食事は控えた方が良い」という情報は広く社会に定着していて信じている人は多いと思われるが、これに異を唱える論も存在している。食事をとってすぐに寝たとしても消化が妨げられることはないからだ。さらに空腹のままだとそれが気になって逆に寝つきが悪くなるという論もある。

またダイエットには有酸素運動が適していると考えている人は多いと思われるが、無酸素運動も同じくらい大事だという説もある。無酸素運動で筋肉をつけることで基礎代謝量が上がるからである。

このように、視点の違いから正反対の意見が出ることも稀ではなく、それらが無秩序に流通しているのが現在のメディアを介した健康情報である。こうした混沌とした状況があるとき、私たちは何を羅針盤として健康について考え行動していけばよいのであろうか。このような問いをスタートラインにして構想されたのが本書である。

本書における３つの視点

本書では、桃山学院大学の教員がそれぞれの専門の立場からヘルスリテラシーに関する最新の考え方を展開している。なかでも特徴的なのは、ヘルスリテラシーをメディア、スポーツ、ウェルネスという３つの視点から捉え直している点にある。メディアに注目する理由は、先述したように、そこに健康に関する情報が無秩序に氾濫しているからである。このアナーキーな状態を社会学的に紐解いていこうという試みが１つ目の柱となっている。

２つ目の柱は、健康と関連性が高いスポーツや運動という視点から健康を捉え直すという試みである。運動生理学やバイオメカニクスなどのスポーツ科学という視点から健康を再検討する。

３つ目の柱は、ソーシャルウェルネスという視点である。ここには障がい学も含まれる。このパートは本書の中でも非常に重要な位置を占めている。というのも、先ほども述べたように、健康があらゆる幸福の基礎になっているとしたら、寝たきりで他者の介護がなければ生きることさえままならない重度の障がい者、重い病気に罹患してしまった人、あるいは認知症の高齢者などにヘルスリテラシーはどのような貢献ができるのかが、改めて問われることになるからだ。緩やかに括ったように、ヘルスリテラシーが個々人に何かしらの「能力」を求めているものとすれば——かなりの程度、自助努力を前提としたワードであるとすれば——、自助努力をしたくてもできない人は「置いてけぼり」にならざるを得ない。

つまり、たしかに「重い病気にかかって苦しみながら生きていきたい」と思う人はいないし、生まれてくる我が子に障がいを望む親はいないだろうが、自己管理を内在した「健康こそが幸福の基礎」というような考え方は、ともすれば、それがしたくてもできない人に対して、差別的な眼差しを向けてしまうことに繋がりかねないのである。健康であろうとすることは多くの人の心に共感と共に内在している。しかし、健康であることを突き詰めていこうとする考え方の延長線にはときに、人を排除する論理が潜んでいる。先にリテラシーとはもともと「読み書き能力」であると説明したが、誰もが学べばできることのようでいて、学習機会を逸した人や、何らかの身体的障がいから「読むこと」「書くこと」がままならない人たちが世界にはいる。

健康は個々人の問題ではあるが、差別的な眼差しは社会的な問題だ。すなわち、自分自身のヘルスリテラシーについて考えることは、単なる個人的な問題という枠組みを超えて、社会にひらかれた問いとなる。だからこそ、健康ブーム真っ盛りの現在において、今一度、ヘルスリテラシーについて学ぶことに世の中を知るためのヒントがあるのである。

編者一同

参考文献

東京都医師会HP、https://www.tokyo.med.or.jp/、（２０２３年6月8日閲覧）。

ナットビーム、D.、キックブッシュ、I.［2017］『ヘルスリテラシーとは何か？——21世紀のグローバル・チャレンジ——』中央精版印刷。

目　次

まえがき

第1章　日本における「健康」と「衛生」の文化史——Overview——……大野 哲也・竹内 靖子 1

はじめに (1)
1　イギリスの18世紀 (2)
2　日本の19世紀 (6)
3　社会ダーウィニズムと優生学 (9)
4　不潔から清潔へ (12)
5　日本における体操の流入 (15)
6　戦後日本と健康 (18)
7　「強制された健康」がもたらす「自らが志向する健康」 (21)
おわりに (25)

第Ⅰ部　メディアの観点から

第２章　誰が健康を気にしているのか……………………木島　由晶　31
——健康管理アプリの利用をめぐって——
はじめに　(31)
1　健康格差とヘルスリテラシー　(32)
2　調査と用いる変数の概要　(34)
3　健康管理と性・年齢との関係　(35)
4　ヘルスケア系のアプリを利用しているのは誰か？　(38)
おわりに　(41)

第３章　「自然」に託された現代人の欲望……………………長﨑　励朗　45
——新聞報道にみる「健康」と「自然」——
はじめに　健康と自然——摂るべきか？　摂らぬべきか？——　(45)
1　記事数の推移——「健康」ブームと「自然ブーム」——　(47)
2　「健康」の商品性——「食品」か「食」か——　(50)
3　新左翼運動と陰謀論の交点　(52)
おわりに——不自然な「自然」——　(54)

第４章　ぼくもわたしも作って食べる人……………………石田　あゆう　57
——「ヘルスリテラシー」をめぐるジェンダー問題——

はじめに（57）
1　「男らしさ」とヘルスリテラシー（59）
2　「女らしさ」とヘルスリテラシー（62）
おわりに（66）

第5章　ゲームで健康になる ………………………………木島 由晶　69
——健康管理の娯楽化をめぐる一考察——
はじめに（69）
1　ファミコンとDSのあいだ（70）
2　ゲームとゲーム以外の境界侵犯（74）
3　ゲームで健康を管理する時代へ（77）
おわりに（79）

第Ⅱ部　スポーツの観点から

第6章　健康に対する身体活動や運動の効果 ………………大西 史晃　85
はじめに（85）
1　身体活動量や運動量を確保するために（87）
2　身体活動や運動が精神的健康に与える影響（90）

3　身体活動と運動が社会的健康に与える影響（92）
おわりに（92）

第7章　ヘルスプロモーションと健康教育……………松元隆秀　95
はじめに（95）
1　ヘルスプロモーション（95）
2　日本人の健康観について（98）
3　健康教育について（100）
おわりに（104）

第8章　健康的な食生活とスタイル……………山下陽平　107
1　ヘルスプロモーションと健康（107）
2　健康とダイエット（108）
3　健康と魅力のどちらも向上するための、体型形成、食事や減量方法（110）

第9章　スポーツ文化複合にみるボディコンテスト……………石村広明　119
1　スポーツ文化複合という概念（119）

2　ベストボディ・ジャパンというボディコンテスト　(121)
3　ボディコンテストの技術文化　(124)
4　ボディコンテストの精神文化　(125)
5　ボディコンテストの社会文化　(126)
おわりに　(128)

第10章　健康づくりのための球技スポーツの可能性……井口 祐貴　133
はじめに　(133)
1　現代社会が抱える健康課題としての「身体不活動」　(134)
2　健康づくりのための身体活動としてのスポーツ　(135)
3　運動としての球技スポーツの可能性　(138)
おわりに　(142)

第11章　アスリートとメンタルヘルス……松本 直也　145
はじめに　(145)
1　スポーツにおける「心・技・体」　(147)
2　バーンアウト　(149)
3　引退した選手のメンタルヘルス　(153)
おわりに　(154)

第Ⅲ部　ウェルネスの観点から

第12章　ボランティアの役割と若者の成長——障害者スポーツの歴史から考える——……石田易司　159

はじめに——障害者スポーツにおけるボランティアの要素と役割——（159）

1　日本における障害者スポーツの歴史（161）

2　障害者スポーツとボランティア（165）

3　障害者キャンプを支える学生ボランティアの養成（168）

おわりに（171）

第13章　障がいのある人のスポーツ（パラスポーツ）の可能性を考える——パラスポーツ指導員としての活動を通じて——……植田里美　173

はじめに——スポーツの力——（173）

1　スポーツの「可能性」（175）

2　スポーツを「楽しむ」（178）

3　スポーツを「生活のルーティン（日課）」に（181）

4　スポーツを「身近に」（182）

おわりに——パラスポーツ指導員として心がけていること——（183）

第14章　障がい児・者とキャンプ——アフターコロナの取り組み——……水流寛二　185

はじめに――キャンピズの成り立ち――（185）
1　新型コロナウイルス感染症拡大直前のキャンピズの活動（186）
2　アフターコロナの活動展開（189）
3　キャンプ再開に向けて（190）
4　アグリキャンプ（192）
5　関わりをとおした育ち合い（193）
6　コミュニケーション障害（195）

第15章　健康を支えるキャンプ……竹内靖子…199
――インクルーシブキャンプの可能性――
はじめに――キャンプと社会運動――（199）
1　健康・ウェルネスとスポーツ・レクリエーション（200）
2　多様なニーズのある子どもとつくるキャンプ（202）
3　アメリカのインクルーシブ教育とキャンプ（205）
4　これからのインクルーシブ教育キャンプ（207）
おわりに（210）

あとがき（213）

索　引

第1章

日本における「健康」と「衛生」の文化史
——Overview——

大野　哲也・竹内靖子

はじめに

２０２０年3月以降、新型コロナウイルス感染症対策のために、人々は健康、衛生に関する情報を収集し、理解に努め、それを生活に活かすことが身近になった。

健康・衛生と体育（スポーツ）は関係が深い。日本における「健康」と「衛生」は、明治期に伝来された西洋医学が基本となり、国が主体となって国民の衛生環境を整備するとともに、体育・スポーツを奨励し、積極的に身体つくりをおこなってきた歴史がある。衛生学に照らし日本人の身体の向上化が衛生及び衛生学を通して図られた。一方で、標準に達しない身体は同時に衛生学により区別されることになった。このように衛生及び衛生学の影響は、功罪両方に及び近代体育・スポーツ史を読み解くためのキーワードと考えられる［谷釜 2005：530］。またコロナ以降、デジタル化等健康、衛生、スポーツを取り巻く環境が変化し、個が重視される活動が主流となっている。特に、健康については、健康政策を遵守しながら、自ら志向した健康行動は自然におこなわれている。

本研究の目的は、なぜ私たちは、健康政策目標に沿い、自ら志向した健康行動を行うようになったのか明らかにすることである。近代以降の健康、衛生、スポーツの歴史に関する文献を読み解くことで、国際法や社会背景に沿い政府が作成した健康マニュアルを意識し、個々の健康を管理するに至った社会・文化的要因が明らかになると考えている。この結果は、多様な個々の健康づくりや幸せ追求を促進する新たな環境構築の視点を提案するものになると考える。

1　イギリスの18世紀

18世紀にはじまったイギリスの産業革命は、単なる技術革新にとどまらず社会の形態やシステム、そして人々の日常生活や価値観など、人間の生そのものをその根底から劇的に変化させた。

たとえば労働を例にして考えてみよう。産業革命までの熟練工による家内制手工業がメインだった生産プロセスは、大型の紡績機や蒸気機関の発明によって、工場制機械工業へと変化した。この移行は、通勤労働者の誕生をも意味していた。仕事は「家内」ではなく「工場」へ通って行うようになったのだ。

機械化は労役の単純化をもたらしたので、熟練工の技術はもはや必要なくなり、手に技術を持たない児童や女性が、成人男性の賃金よりも安く雇えるという理由によって、これまで以上に新たな労働力として取り込まれていった。連動して成人男性労働者の賃金も低下していった。ここに労働者階級の、働けども生活が一向に楽にならない時代が到来した。一方、資本家は、巨大な工場からもたらされる巨万の富にこの世の春を謳歌していた。貧富の経済、文化、社会格差はますます拡大していった。こうした状況の中からカール・マルクスの『資本論』が構想されるようになるのである。

だが困難な状況下におかれた労働者階級は文化的な創造力を持っていた。従来の家内制手工業では、労働とプライベートな領域は明確に区分されておらず、２つは渾然一体となっていた。それが工場労働者になった途端に、工場滞在時だけが勤務であり、いったんそこを後にすれば、労働から完全に解放されたプライベートな時間と空間を享受することができた。余暇が誕生したのである。

余暇の誕生は、スポーツやツーリズムという従来の人間社会にはない文化を生み出した。労働者は働けども一向に豊かにならない日々のストレスを発散するために、一所懸命に体を使って遊び（＝スポーツの誕生）、わずかな経済的な余裕ができるとイギリス全土に張り巡らされつつある鉄道（＝蒸気機関車）という新しい乗り物に乗って旅行を楽しんだのである。

こうした「プラス」のフィードバックだけでなく、産業革命は「マイナス」の効果も社会にもたらした。それは前述したような児童や女性の低賃金労働であったり、工場が林立しつつあったロンドンの環境の悪化であったりした。なかでもとくに児童労働は過酷かつ凄惨を極めた。当時は7歳になれば立派な労働力と看做された。彼らに課せられたのは午前5時から午後8時まで――午前7時と正午に朝食と昼食をとるための30分程度の休憩が2回あった――という労働時間だった。日曜日といえども完全に労働から解放されたわけではなかった。数名の児童は機械メンテナンスのために午前6時から正午までの就労が課せられた［尾形 1960: 19–28］。

劣悪な状況に対して１８０２年に成立するのが、工場法の嚆矢である「徒弟の健康および道徳のための法（The Health and Morals of Apprentices Act）」である。同法第二条で「工場は、毎年少なくとも2回、その壁と天井を洗って清潔にすること。なお、適当な換気設備を設けること。」、第三条で「徒弟に対しては、その徒弟帰還中、常時、

2着の完全な一そろいの衣服、適当なリンネルの下着、靴下、帽子および靴を給与すること」、第四、五条で「徒弟の労働時間は、1日12時間（食事時間を除く）とし、夜業（午後9時〜午前6時）は、１８０４年までに終止すること」などが決められた［尾形 1960: 19-28］。同法には衛生概念が明確にみてとれる。

とはいえ19世紀のロンドンは、いくら労働環境を改善しようとしても、その前提として、大人口を支えるだけのインフラをそもそも備えていなかった。そこへイギリス各地から働き口を求めて人々が殺到するのである。たとえば１８０１年のロンドンの人口は95・9万人、１８５１年に２３６・１万人、１９０１年に４４２・５万人へと激増していった［友松 2012: 18］。人口過剰状態に陥った街は、工場から排出される煤煙による大気汚染、工場排水や生活排水の垂れ流しによる河川の水質悪化、コレラや結核の蔓延など、生活環境問題に直面することになる。し尿処理もその１つで、道路や川にそのままの状態で投げ捨てるというようなことが常態化した。これら複合的な要因によって、１８００年代初頭におけるイギリス大都市に生きる人たちの平均寿命は20年に満たなかったといわれている。環境破壊の進行は尋常ではなかった。

こうした状況下の同国で世界初となる環境法が制定される。

それはロンドンではなく、世界の綿工業の中心地として繁栄していた北西部の町マンチェスターからほど近い港町リヴァプールだった。

街は植民地時代に巨万の富をイギリスにもたらした三角貿易の拠点の１つだ。アメリカ大陸から砂糖や綿などの原材料が荷揚げされ、ここからアフリカに向けて製品化された武器や日用品が海を渡った。厳しさを増すイギリスでの生活に見切りをつけて新天地アメリカに渡る人もやってきた。当港が欧州系の人たちの出立地でもあった[1]。

人口が町のキャパシティを超えてしまったリヴァプールは、ロンドンと同様の環境問題を抱えることになる。これに対処したのが１８４６年に制定されたLiverpool Sanitary Actだった。

とはいえ同法は突然天から降ってきたわけではない。ここに至る助走期間があるのだ。直接的な関係でいえば１７４５年にドイツで生まれてゲッチンゲン大学やイタリアのパヴィア大学で教鞭をとったペータ・フランク（Peter Frank 1745-1821）を挙げることができる。彼は１７７９年から40年間書き続けた『完全なメディカルポリースの体系』で知られる「社会医学の父」と呼ばれる人物である。

同書ではまず「メディカルポリース」を「多くの人たちが集まって生活していることから生ずる有害な現象から、人々や彼らの家畜を守る方式である。とくに、結局は避け難いものであるが、身体上の多くの疾患に最後までかからなくてすむように身体の保全を目指すところの方式である」と定義した。そして「人々が乱暴であったり、過度であったり、あるいは衣服が不足しているのも、これらのことは全て、これらの個々の人たちの過誤によるものではない」として「これらの状況は、公的な医師のより強い関与を求めている」と、不衛生や疾病に対する公的機関による関与を強く主張した［多田羅 2009: 4］。

彼のバトンを受け取ったのが、功利主義哲学者ジェレミー・ベンサムの弟子エドウィン・チャドウィック（Edwin Chadwick 1800-1890）である。王立救貧法問題調査会のメンバーということもあり貧民救済と公衆衛生に力を注いでいた。労働者階級の生活状態調査を実施し、こうした調査自体が「短命を余儀なくされる環境を除去し、できるかぎりの長寿を可能にする環境を促進する公共的施策を方向づけることになる」と主張した［重森 2007: 49］。彼ら二人の考え方は、現代社会における公衆衛生思想そのものである。

2　日本の19世紀

「健康」という言葉が一般的に使われるようになったのは明治時代であるが［北澤 2000: 12］、「健康」に近い概念が日本社会で誕生したのは江戸時代末期である。それまでは「丈夫」や「健やか」あるいは「養生」という言葉が使われていた。

日本社会の健康について考えるとき、必ず参照されるのは貝原益軒（1630-1714）の『養生訓』であろう。貝原は現在の福岡県で生まれた儒学者で、同書は１７１２年に著された。

「養生」を「庭に草木を植えて愛する人は、朝晩心にかけて、水をやったり、土をかぶせたり、肥料をかけたり、虫を捕ったりして良く養い、その成長を喜び、しおれるのを悲しむ」と草木に例えつつ「天地・父母に仕えて孝をつくし、つぎには自分の長生きと安楽のためだから、いそいでしなくてもよいことはさしおいて、…（略）…身を慎み、生命を大事にする」ことだと説く。そして養生の術として「自分のからだをそこなう物を遠ざける」ことが重要であり、具体的には内欲（飲食の欲、好色の欲、眠りの欲、しゃべりまくりたい欲、喜・怒・憂・思・悲・恐・驚の七情の欲）をこらえ、外邪（天の四気である風・寒・暑・湿のこと）を防ぐことで元気をそこなわず、病気にならず天寿をまっとうできるとする。「養生の道は、内欲をがまんするのを根本とする。この根本をしっかりやれば、元気が強くなって外邪もおかしてこない」［貝原・松田 2020: 1-4］。このように江戸時代までは、健康とはあくまで個人的な事柄であり、本人の主観的な判断と努力に任されていた。

個人に帰趨する健康観が転換するのは明治維新である。最大の理由は、明治政府が掲げた二大スローガン「脱亜入欧」「富国強兵」にある。250年以上にわたる鎖国政策によって科学、経済、軍事、土木工学、教育、医学などあらゆる分野で欧米から遅れをとった日本は、一刻も早く欧米に追いつかなければならなかった。さもなければ他のアジア諸国と同様、植民地化されてしまうからだ。

明治政府は1868（明治元）年に衛生行政を、西洋医学を基礎とするものへと切り替えた。さらに欧米諸国からその道のエキスパートを「御雇外国人」[2]として迎え入れ――総理大臣より高給を受ける者も多かった――、まさに「圧縮された近代」を地でいくような突貫工事で近代化に猛進した。

たとえばイギリスからやってきた英語教師であるフレデリック・ストレンジ（Frederick Strange 1853-1889）は日本人の健康に大きな影響を与えた御雇外国人の一人だった。1875年に来日した彼は東京英語学校などで教鞭を取る傍ら、学生たちにスポーツを教えた。スポーツという新しい文化を日本に伝え、今日学校でおこなわれている運動会や部活動の基礎をつくったのである[3]。

江戸時代、いかなる事態にも慌てふためくことなく泰然と構えているのが武士の嗜みであり狼狽は恥辱だった。こうした規範がまだ残存していた当時、ストレンジが学生と共に行う体操や徒競走は格好の笑いの種だった。奇怪にからだを動かし必死な形相で走る姿は、慌てふためく姿そのものであり滑稽以外の何者でもなかった。からだを動かすことが健康に直結しているという知識はまだ一般的ではなかった。

その後1874（明治7）年に76条からなる医療制度や衛生行政の根幹を定めた「医制」が発布された。日本における最初の近代的医事衛生法で「国民の健康を保護し、疾病を治療し及びその学を隆興すること」を目的としていた［厚生労働省 2021］。江戸時代までの、本人の主観と努力に任されていた、すなわち個々人の中に閉塞していた健康は、ここにおいて国家が保護する（＝管理する）ものへと考え方を一変したのである。こうした思想転換は、まさに規律・訓練型の生権力に結びついていくプロセスそのものだった。

医制の発布後、政府は国家事業としての健康づくりを加速させていく。たとえば諸外国との活発な交流や、東京などの大都市の環境の悪化などの要因が重なりコレラがたびたび大流行し、１８７９（明治12）年には患者数16万人、死者数10万人超という事態をもたらした。これに対して政府は同年、「虎列刺（コレラ）病予防仮規則」、翌年には「伝染病予防規則」を定め対策を強化していく。また明治中期には結核が流行し多数の死者をだしたため、１９０４（明治37）年に「肺結核予防ニ関スル件」を公布した。伝染病の蔓延を食い止めたい政府は、１８９９（明治32）年から死亡原因別死亡者数の統計をとるようになった。

個々人の健康に対する国家の介入は、猛威を振るう伝染病の予防策として福祉的観点だけからおこなわれたわけではなかった。というのも日本は１８９４（明治27）年に日清戦争が、１９０４（明治37）年に日露戦争が、１９１４（大正3）年に第一次世界大戦が勃発して多数の死者を出していたからである。戦争に勝利するには多くの兵隊が必要だし、彼らを支援するには銃後を整えておかなければならない。伝染病で戦力を弱体化させるわけにはいかないのである。

１９１８（大正7）年に第一次世界大戦が終結するが、１９３１（昭和6）年に満州事変が起こり、１９３７（昭和12）年には日中戦争が始まる。そして１９３９（昭和14）年にヒトラー率いるドイツ軍がポーランドに侵攻し第二次世界大戦が始まった。１９４０（昭和15）年にインドネシアに進駐した日本軍は、翌年に真珠湾攻撃をしてアメリカとの戦争に突入していく。この戦争は、１９４５（昭和20）年８月６日に広島にはウラン型原子爆弾が、３日後の９日には長崎にプルトニウム型原子爆弾が落とされることによって終わりを迎えた。２発の爆弾による死者数を正確に割り出すことは不可能だが、広島で30万人、長崎で15万人の命が奪われたとする説もある。第二次世界大戦全体では、日本の死者数は230万人にのぼる。「脱亜入欧」「富国強兵」というスローガンによって始まった国家による健康への介入は、健康とは程遠い結末を迎えることになった。

こうした不健康極まりない戦争下においても、皮肉なことにというべきか、だからこそというべきか、国家による健康への関与は着々と進展していた。1937（昭和12）年に「保健所法」が制定され、翌年には「国民の体力向上」や「国民福祉の増進」を目的にした厚生省が誕生する。日中戦争を契機として、衛生行政は結核死亡率と乳児死亡率の低減に加えて、人口を増加させ国民の体力を向上させて国防の目的に資することが求められるようになっていく。1940年には未成年者の体力向上と結核予防を目的にした「国民体力法」が制定され、満17歳以上19歳以下の男子に対して毎年体力検査を実施するようになった。

3　社会ダーウィニズムと優生学

戦争の世紀となった20世紀は、偶然の産物として到来したわけではなかった。様々な要因が絡み合った結果としての戦争だったのだ。たとえばマルクスの『資本論』によって資本主義と共産主義の思想的対立が起こった。また世界システム論的に言えば、中心となる欧米諸国と、周辺国との間に広がりつつあった格差問題があった。植民地主義がもたらした植民地内における社会の歪みも増大していった。そうした要因の中でも優生思想は、ナチスドイツでホロコーストを生じさせたという点だけをとってみても危険な考え方を内包していた。

優生学は「人類の遺伝的素質を改善することを目的として、悪質の遺伝的形質を淘汰し、優良なものを保存することを研究する学問」だ。この言葉を善意に解釈すれば、たとえば、何らかの疾病を引き起こす遺伝子が特定されたとして、どうすれば親から子に遺伝しないようにできるかを研究したりすることである。ここにはどのような「悪」の匂いもしない。「自分が持っている「害悪」な遺伝子を、なんとしても、子どもに引き継ぎたい」などと考えている親などいない。だがこうした「純真無垢」な思想はたやすく暴走する。そのことに触れる前に、まずは優生の起源を探っていこう。

時は今から３００年前に遡る。植物学者のカール・リンネ（Carl Linne 1707-1778）は１７０７年にスウェーデンで生まれた。リンネの功績は多岐にわたるが、優生思想に関連したものでいえば、科学的に植物を分類したことを挙げてよい。人間は、桜と薔薇が違っていることは理解していたものの、では何が違うのか、その根本にまで考えを巡らすことまではしていなかった。

それを人類史上はじめておこなったのである。彼はこう考えた。「その植物にとって一番重要な役目＝植物の本質は何だろうか。それは子孫を残すということに違いない」「では子孫を残すために植物の中で一番重要な器官は何か。それは雄蕊と雌蕊に違いない」こうした論理を用いて雄蕊と雌蕊を起点にして植物を分類していった。現在、私たちは花粉症の季節に「スギ科がダメ」「イネ科がダメ」というような会話をするが、この元になっている「界－綱－目－属－種」[4]という階層分類体系をつくったのである。３００年前の科学の最先端は、現在でも有効に機能している。

リンネの登場後、科学的にモノを分類することがヨーロッパで流行する。たとえばリンネから50年後にドイツで誕生した医学者ヨハン・ブルーメンバッハ（Johann Blumenbach 1752-1840）は人間を分類した。彼が用いた科学的な立脚点は皮膚の色だった。すなわち人間を「白、黒、黄、茶、赤」に五分類したのである。白は主にヨーロッパに生きる人たち、黒は主にアフリカに生きる人たち、黄は主にアジアで生きる人たち、茶は主にマレー半島などアジアの赤道近くで生きる人たち、赤はアメリカ大陸の先住民たちを意味していた。これが人種概念の誕生の瞬間だった。

現在の科学の最先端はＤＮＡだ。解析では、特定のＤＮＡが特定の人間集団を作り出しているという仮説が否定されている。換言すれば、白人だけが持つ特定の遺伝子、あるいは黒人だけが持つ特定の遺伝子などは存在しない。現代科学では人種概念が完全に否定されているのだ。だが社会的・政治的には人種概念はいまだに残存している、というよりも、ますます強化されてきているようにも見える。

ブルーメンバッハの50年後にイギリスで誕生した生物学者チャールズ・ダーウィン（Charles Darwin 1809–1882）が進化論を提唱する。彼の才能は図抜けているが、頭の中である日突然進化論が閃いたわけではない。前段階として１００年間にわたって科学的にモノを分類するというヨーロッパ文化が強く影響を及ぼしているのである。というのも人間は日常的にモノを分類しているが（性別、食べ物、色など）、一旦分類するとオートマティックにしてしまうことがある。順番をつけるという作業だ。たとえば「赤、白、青、黒、緑、黄……。どの色が一番好き?」という感じだ。分類したら順番をつけるという本能的な作業を行うわけだが、彼が試みたのは生物に進化の順番をつけることだった。それが進化論の核心である。

ダーウィンの従弟のフランシス・ゴルトン（Francis Galton 1822–1911）はイギリス生まれの人類学者である。「優生学（eugenics）」という言葉を考案し用いた。彼は人間の才能がどの程度遺伝の影響を受けるのかということに強い学的関心を寄せ、それを統計学の手法を活用して証明しようとした。そして優生学を「血統を改良する科学」［ケヴルズ 1993: 3］だと定義した。

ゴルトンが活躍した時代は、進化論が欧米社会に広く浸透していた時代でもあった。その典型はイギリスの社会学者ハーバート・スペンサー（Herbert Spencer 1820–1903）にみることができる。彼は社会ダーウィニズムを唱えて「適者生存」というタームで表現した。

現在ではダーウィンがそう表現したと思い込んでいる人が多いほど社会に広く定着しているが、じつは彼ではない。ダーウィンは「自然選択」を主要概念として提出している。二語は似ているようでまったく異なる。たまたまその環境に適していたものが生き残っていくと考えるのが自然選択だ。生存できたのはあくまで偶然なのである。一方、適者生存はその状況や環境に適応できたもの（人間だけでなく、社会システムや文化までも含める）は生き残り、できなかったものは淘汰されていくという意味だ。種が環境に対して能動的なのである。これを、さらに拡大解釈して「弱肉強食」や「優勝劣敗」というワードが社会で定着していった。

社会ダーウィニズムとゴルトンの優生学が融合すると、「人間の改良」につながることは必然だった。「無知無能であるよりは頭脳明晰である方が良い。病弱であるよりは健康である方が良い」という考えを基本として、劣った者や劣った遺伝特性を徹底的に排除、根絶することでより良き社会が構築できる――ただしそれによってできる社会はモノトーン的社会であり多様性がある社会ではない――、そうした社会を目指すべきだという思想につながっていった。この思想がもっとも先鋭化したのがヒトラーによる「優れた人間」であるドイツ人を守るために600万人もの「劣った人間」であるユダヤ人、ロマ族、障がい者を大虐殺するという常軌を逸した暴走だった。

4　不潔から清潔へ

1850年代のアメリカの人々は、現代社会の感覚からすれば凄まじい不潔時代を生きていた。「衛生という言葉は知られていなかったわけではないが、きれいにすることが緊急を要する問題だと感じている人はあまりいなかったのである。勤勉なニューイングランドや中西部の農家の人々の目には、汚れというのはなにか肯定的なもの、健康的なものにさえ映っていた。とりわけ農産物の場合は、汚れていたほうがとれたてで新鮮な感じがするのだった」(5)［ホイ 1999: 14］。収穫したばかりの新鮮な野菜が土にまみれているように、人間も汚れていた方が新鮮（＝健康的）だというアナロジーが単なる屁理屈などでなく大真面目な論理として通用していたのである。この時代のニューイングランドでは、「人口の四分の一が、年に一度も入浴して全身を洗わな」［ホイ 1999: 50］かったという。

こうした衛生感覚はアメリカだけでなくヨーロッパも同じだった。たとえば１９００年ごろ、ドイツ人は平均して年に5回しか風呂に入らなかったという［アシェンバーグ 2008: 173］。それが変化するターニングポイントは、フランス、オスマン帝国、イギリスを中心とする連合軍とロシアの間で勃発したクリミア戦争（1853–1856）で活躍したイギリスの看護師フローレンス・ナイチンゲール（Florence Nightingale 1820–1910）の登場にある。死傷者の４分の３が赤痢、コレラ、腸チフスなどの病院内感染が原因だったという劣悪な環境下において、院内で発生する「悪い空気」がこれらの病気を引き起こす（瘴気説）と信じていた彼女は「コック兼、主婦兼、清掃員兼、……洗濯婦兼、雑貨屋兼、倉庫管理人」だと自称して衛生管理に奔走した。従軍した戦場で銃槍が原因で死んでいく人たちよりもはるかに多くの人が病気や感染症で死んでいくことを目の当たりにしていたからである。１８５５年には自分が勤める病院にコレラ患者が一人もいないのは、自分がすべての廊下の隅に石灰のさらし粉入りの袋を置き、清掃すべきところを念入りに清掃したからだと報告している［ホイ 1999: 60–61］。

また医学の急速な発達も衛生管理に大きく寄与した。ドイツの細菌学者ロベルト・コッホ（Robert Koch 1843–1910）が１８８２年に結核菌を発見し、フランスの細菌学者ルイ・パストゥール（Louis Pasteur 1822–1895）が

1881年に炭疽病、1885年に狂犬病のワクチンを開発した。

ナイチンゲールが固く信じていたように、病気は瘴気によってもたらされるのではなく、その原因は細菌にあることがわかってきたのだ。それを防ぐためには、すなわち健康を維持するには衛生管理が欠かせないという思想がこうして理解され広まっていくことになったのである。

衛生に一役買ったのは石鹸だった。石鹸自体は紀元前3000年ごろに、偶然の産物として発明されたとされている。

本格的な石鹸製造は8世紀ごろにイタリアやスペインで始まった。当時は動物性脂肪と木炭をあわせてつくる方法で、きつい臭いがしたという。その後1800年代に入って、食塩水にアンモニアガスと炭酸ガスを吹き込んで重曹をつくるソルベー法（アンモニアソーダ法）が発明され、低コストで高品質の石鹸が製造できるようになった。それによって病気の原因である細菌を体から洗い落とすために、ただ「水で流す」から「石鹸を使って体を洗う」へと変化していった。

衛生管理が進んだのはヨーロッパよりもアメリカだった。その理由は、歴史があるヨーロッパの街並みに上下水道を新たに敷設することが建築学的、土木工学的に難しかったからだ。その点、新大陸は古い街並みもなく土地は広大なので、新しいものを敷設することが物理的に簡単だったからである［アシェンバーグ 2008: 192］。

アメリカの家には、公共の上下水道が完備されるまで水洗便所も浴室もなかった。上下水道が整備されるようになるのは1800年代の終わりになってからである。1890年に水道を備えていた家庭は全世帯のわずか24％に過ぎず、田舎に住む人たちのほとんどの家には、1945年を過ぎるまで水道がなかった［ホイ 1999: 34-35］。

衛生先進国のアメリカでさえこのような状況だったのだから、ヨーロッパや日本のインフラストラクチャーの整備状況や人々の衛生感覚は、現代の感覚からすれば不衛生極まりないものだった。

5　日本における体操の流入

第2節で日本へのスポーツの流入のプロセスについて簡単に触れたが別の視点からもう一度俯瞰してみよう。日本にオランダ式の体操が入ったのは、文部省が初めて設置された1871（明治4）年だった。1872（明治5）年に学制が頒布され、小学校には「養生法」や「体術」が、中学校には「体育」という科目が置かれた［鈴木 1970: 7］。学校教育という公共の場で心身を鍛えるということが実践されることによって、従来の個人に帰属していた「養生」という健康訓は社会的な「健康」へとその性質を変化させていった。

日本社会にスポーツを普及させた御雇外国人の一人に、1871（明治4）年にアメリカからやってきたホーレス・ウィルソン（Horace Wilson 1843-1927）がいる。英語教師として第一大学区第一番中学（のちの東京大学）に赴任した。翌1872（明治5）年、英語を教える傍ら学生たちにベースボールを教え一緒に遊びはじめた。バットでボールを打って学生たちにそれを捕球させることを好んだという。これが日本における野球のルーツである。

ウィルソンは1877（明治10）年7月にアメリカに帰国したが、1888（明治21）年になって勲五等を授与された［佐山 2002: 118-198］。

ウィルソンとほぼ時期が同じ1874（明治7）年には、海軍兵学寮（のちの海軍兵学校）にて日本で初めてとなる運動会（当時は「競走遊戯」と称した）がイギリス顧問団の指揮のもとにおこなわれた。内容は陸上競技がメインだったようだ［鈴木 1970: 7］。体操、ベースボール、運動会など自己の身体をめぐる人々の意識の大転換が社会に一気にもたらされたのである。

こうした助走期間を経て、日本のとくに教育現場でスポーツを普及させた最大の功労者がストレンジだったのだ。１８８３（明治16）年にはホッケー、フットボール、テニス、クリケット、ベースボール、陸上競技など12種目におよぶスポーツを紹介し、それらのルールを解説した書籍『アウトドア・ゲームズ』を出版し［高橋 2012: 147-148］、スポーツの普及に尽力した。

彼は日本で知り合ったアメリカ人女性と結婚し二児をもうけたが、１８８９（明治22）年7月5日に心臓発作で急死してしまう。亡骸は東京の青山霊園に埋葬された。

鎖国を解いた日本社会の下で日本人は健康観念から身体技法までを短期間のうちに劇的に変化させていった。少し時代は下って１９２８（昭和３）年になるとラジオ体操が始まった。(6) 日本で初めてラジオ体操を放送したのは大阪中央放送局で、午前6時に演奏される起床ラッパを皮切りに体育教員がマイクの前で号令をかけ、それに合わせて生徒数人が体操を行ったという［黒田 1999: 12］。

ラジオ体操は集団で実践する身体活動であるわけだが、この集団性は突如、社会に出現したわけではない。たとえば近代オリンピックはフランスの教育者であるピエール・ド・クーベルタン（Pierre de Coubertin 1863-1937）の尽力によって誕生した。記念すべき第1回大会は１８９６年4月にギリシャ・アテネで開催され、14カ国から２８０人のアスリートが参加して陸上、水泳、体操、レスリング、フェンシング、射撃、自転車、テニスの8競技43種目が実施された。その後、オリンピックは四年に一度開催され現在に至るわけだが、この国際大会は、ラジオ体操と同様に身体活動――しかも皆が同じ動きをする――を集団で行うことを自然化している典型だった。集団性が受容される下地が地球規模で醸成されていっていたのである。

ともあれラジオ体操は日本社会に大きな影響を与えた。もちろん当初は電波がカバーする地域は限られていて、全国の人が皆一律的に聴取できたわけではない。受信機そのものが非常に高価だったので視聴できたのは経済的に豊かな層に限られていた。ただその後、インフラの整備が進むと同時に受信機が一般家庭にも普及していくと、ラジオ体操は瞬く間に社会に浸透して人々に受容されていく。それはすなわち全国の人たちが毎朝同じ時間に同じ音楽に合わせて同じ身体動作を行うという意味であり、まさにフーコーのいう規律・訓練そのものであった。こうして健康はナショナルで社会的なものとして人々に共有されていったのである。

ラジオ体操はなぜこれほどまで熱狂的に人々に歓迎されたのだろうか。その理由の1つは、明治期から延々と続く伝染病に日本社会が大いに悩まされてきたからだ。1877（明治10）年にはコレラが大流行、1878（明治11）年はジフテリアの流行、1892（明治25）年は発疹チフスの流行、1894（明治27）年は赤痢の流行、1897（明治30）年は赤痢と天然痘の流行、1899（明治32）年はペストの流行、1918（大正7）年は流行性感冒の流行、1924（大正13）年は腸チフスの流行など［黒田 1999: 18-20］、とどまることを知らず多くの死者を出し続けた。江戸時代から流行していた結核は明治、大正を経て第二次世界大戦期まで猛威を振るい、終戦してからようやく減少に転じて現在に至っている。

1930（昭和5）年に朝日新聞社が主催し、文部省と都道府県教育委員会との合同で始めた「健康優良児表彰」も人々の健康観に大きな影響を与えた。「身長」「体重」「座高」「胸囲」などの身体状況、「50メートル走」「立ち幅跳び」「ボール投げ」などの運動能力、学校の病気欠席状況、学業成績、操行、既往病歴、家族生活状況などの項目を設定して審査し、全国の小学校に在籍する6年生の中から男女各一名の「日本一の健康優良児童」を選出するというイベントは社会に一大ブームを巻き起こした。

その後、第二次世界大戦で中断を余儀なくされたが戦後に復活して、内容のマイナーチェンジをしつつも、個人表彰は1978（昭和53）年まで続けられ、1951（昭和26）年に始まった「健康優良学校表彰」は途中で「健康推進学校表彰」へと名称変更して1996（平成8）年まで続けられた［高井・古賀 2008］。個人表彰が終了した理由は、これが優生思想に結びついているからだ。さらにそれは障がい者差別へと直結している。

こうした社会的実践が駆動力となって、人々の衛生観念と健康に関する知識や心構えが涵養されていったのである。

6　戦後日本と健康

1945年8月15日に天皇の玉音放送によって敗戦を受け入れた日本社会は、その日から、戦争を駆動させていた思想を表すスローガン「八紘一宇」(7)を放棄し、アメリカ主導で新しい価値観を生きていくことになった。その象徴が1946年11月3日に公布された日本国憲法だった。欧米に追いつけ追い越せとばかりに、明治維新後の日本社会は日清、日露、第一次世界大戦、第二次世界大戦と戦争に明け暮れていた。それによって自国の発展と先進性と国力を世界に誇示してもいたわけだが、そのような好戦的な国家が新しく制定した憲法は第九条で「日本国民は、正義と秩序を基調とする国際平和を誠実に希求し、国権の発動たる戦争と、武力による威嚇又は武力の行使は、国際紛争を解決する手段としては、永久にこれを放棄する。」と完全なる平和主義を宣言した。

第二十五条では「①すべて国民は、健康で文化的な最低限度の生活を営む権利を有する。②国は、すべての生活部面について、社会福祉、社会保障及び公衆衛生の向上及び増進に努めなければならない。」と謳った。すなわちある人が健康であるか、そして文化的な生活を営むことができているかという「生」そのものは、当事者だけに帰属する事柄ではなく、国が最低限度のセーフティーネットを設ける、つまり個々人の健康に直結する社会福祉、社会保障、そして公衆衛生などの充実は国が担うという宣言なのだ。それを国民に対して約束しているのが同条なのである。こうした人間の健康が当事者だけの問題ではなく国家が管理していく問題でもあるという身体観は日本社会だけにみられる現象ではない。それは世界的な潮流でもあった。

たとえば世界保健機関（World Health Organization）は１９４６年７月22日にニューヨークにて世界61カ国によって署名され、１９４８年４月７日に設立された。日本は１９５１年５月に加盟した。現在の加盟国は１９４カ国にのぼる。

ＷＨＯは、直接的には、１９０７年に歴史上初となる国際保健機関であるOIHP（Office International d. Hygiène Publique）が設立されたことと繋がっている。[8]当時、ヨーロッパはアジアから入ってくるコレラに頭を悩まされていた。到底一国だけで対処、解決できる問題ではなく、国家間の横断的な協力と連帯が不可欠となったのである［黒神 2003: 815-816］。その後１９１４年に始まった第一次世界大戦が１９１８年に終結すると、１９２０年に国際連盟が発足した。この連盟にＯＩＨＰが組み込まれる形で国際連盟保健機関、LHNO（League of Nations Health Organization）が設立され発展していった。

だが国際連盟は第二次世界大戦後の１９４６年に活動を終了させる。そして戦後に新たな国際的な枠組みとして設立されたのが国際連合であり世界保健機関だった。

世界保健機関は健康を次のように定義している。

健康とは、完全な肉体的、精神的および社会的に良好な状態にあることであり、単に疾病がない、または病弱ではないということではない。到達しうる最高水準の健康を享有することは、人種、宗教、政治的信念または経済的もしくは社会的条件の差別なしに万人の有する基本的権利の1つである。

この定義が示すのは、健康を享受することはすべての人間の基本的権利である、すなわち基本的人権を構成する要素の1つが健康であるということである。そしてこの基本的人権は、国際連合でも世界人権宣言として1948年に採択されている。世界人権宣言はナチスドイツによるホロコーストという残虐な行為を、そして数多の命を奪った悲惨で愚かな戦争を二度と起こさないという誓いをもとにたてられた。そこでは「人類社会の全ての構成員の固有の尊厳と平等で譲ることのできない権利とを承認することは、世界における自由、正義および平和の基礎である」と謳われている。この世界人権宣言以降、「人権」は文化的な差異を超えて世界で普遍的な価値観を持つものとして流通し定着していくのである。

それは1950年代にデンマークではじまった「ノーマライゼーション」運動に影響を与えた。福祉先進国である同国では「障がいの有無、年齢、性別に関係なく、人間は皆が等しく普通の暮らしをする権利がある」という理念のもと、社会的弱者に対する差別や排除の根絶を目指した。

この思想は世界に波及して国連では1981年を「国際障害者年」、1983年から1992年までを「国連障害者の十年」と定めた。

世界的な潮流は日本にも強く影響を与えて横断歩道のメロディー、歩道の段差の解消、エレベーターの設置、点字ブロックの敷設、駅のホームの転落防止フェンスの設置などのインフラ整備が進んでいった。また1960（昭和35）年に制定された「身体障害者雇用促進法」は１９８７（昭和62）年に「障害者雇用促進法」に改称され現在に至っている。現行法では、障がい者の雇用は事業主にとって義務であり、募集、配置、昇進、賃金などでの差別が全面的に禁止されている。個人の健康が国家というナショナルなものへ回収されていき、ナショナルを超えてインターナショナルな価値として普遍化されていくのだが、それは逆の流れが同時に起こる中で生じた。同時期に、インターナショナルな価値がナショナルな事柄として受容され、それがさらに個人的な関心事として人々に共有されていったのである。

７「強制された健康」がもたらす「自らが志向する健康」

１９６４（昭和39）年に東京オリンピック・パラリンピック（以下、オリ・パラ）が開催された。歴史上類をみない短期間での戦後復興を果たした日本は、オリ・パラを開催することで、それを世界に誇示することもできた。このメガイベントは壮健なる日本人を世界に示すことにも繋がった。１９７２（昭和47）年には札幌で冬季オリンピックが、１９９８（平成10）年には長野で冬季オリ・パラが、さらには２０２１（令和３）年に東京で二度目の夏季オリ・パラが開催された。こうしたスポーツイベントは健康であることの素晴らしさを世界に広める機能がある。「健康である方が良い」「健康になりたい」という考えから「健康でなければならない」という考え方への移行が、これまでみてきたような社会変化の総合として始まったのである。

国際大会と並行して、健康や衛生に関する法整備も進んでいった。

１８７４（明治７）年に発布された「医制」は日本の近代衛生、厚生行政制度の基本方針を定めた我が国最初の近代的医事衛生法規だったが、このことからわかるように明治時代から医療、衛生、健康に関する法制度はつくられ維持されてきた。その流れは現在まで続いている。一度目の東京オリ・パラが開催された1964年には「国民の健康・体力増強対策について」が閣議決定された。これは「体力つくり国民運動」ともいうべきもので、国民が日常生活をとおして積極的に健康・体力つくりに勤しむことができるような条件の整備を目的にして保健・栄養の改善、体育・スポーツ・レクリエーションの普及などを図るという目的があった。この運動を推進するために1969（昭和44）年度から毎年10月を「体力つくり強化月間」として、社会一般に健康・体力つくりを呼びかける運動を展開している。

1978（昭和53）年度から1988（昭和63）年度までは第1次国民健康づくり対策が、1988（昭和63）年度から2000（平成12）年度までは第2次国民健康づくり対策（アクティブ80ヘルスプラン）が、そして2000（平成12）年度から2012（平成24）年度までは第3次国民健康づくり対策（21世紀における国民健康づくり運動：健康日本21）が、そして2012（平成24）年度からは「健康日本21（第2次）」（21世紀における第2次国民健康づくり）が厚生労働省（2001年までは厚生省）の指揮のもとで行われている。

第1次では「食生活」「加工食品」「喫煙」などについて、第2次では「食生活」「外食栄養成分表示」「喫煙と分煙など」「休養」「年齢別の身体活動指針」などについて、第3次では「食生活（食事摂取基準、バランスなど）」「睡眠」「喫煙（禁煙支援マニュアルなど）」「健康診断」「運動（エクササイズなど）」などについて、健康日本21（第2次）では、「栄養・食生活」「身体活動・運動」「休養・こころの健康づくり」「たばこ」「アルコール」「歯の健康」「糖尿病」「循環器病」「がん」などの項目について細かく目標が立てられている。

具体的には、健康日本21（第2次）では、「栄養・食生活」では「成人の1日あたりの平均食塩摂取量を10g未満にする」「成人の1日あたりの野菜の平均摂取量を350g以上にする」などの目標が定められている。「身体活動・運動」では「日常生活における歩数、男性：9200歩、女性：8300歩」を目標に設定している。「たばこ」では未成年者の喫煙をなくすという目標が、「アルコール」では未成年者の飲酒をなくすことと、「節度ある適度な飲酒」は1日平均純アルコールで約20g程度であるという知識の普及につとめるという目標がたてられている。「歯の健康」では「歯の喪失防止」として80歳において20歯以上の自分の歯を有するものの割合を20%以上、60歳において24歯以上の自分の歯を有する者の割合を50%以上という目標がたてられている。「糖尿病」では肥満者の減少、「循環器病」と「がん」では食塩摂取量の減少、カリウム摂取量の増加、肥満者の減少、運動習慣者の増加、禁煙率の増加などの目標が具体的な数値とともにたてられている。

私たちは自分の意志で「毎日ウォーキングをしている」とか「禁煙に成功した」、あるいは「毎朝、晩に歯磨きをしている」というような生活習慣を課したり、日々実践したりしているが、それらは、今となっては自分の意志で行っているものではあるものの、こうした周囲からの刷り込みがなされた結果なのである。

ウォーキングであれば姿勢、呼吸法、歩幅、腕の振り方、体重移動などの正しい方法がネット、テレビ、ラジオ、雑誌などのメディア上に溢れることでマニュアル化され、私たちはそれらに触れることで学習し身につけようとする。その先には国家によるＢＭＩの数値が適正範囲（18・5以上25未満）の者の割合を増やしたいという目標がある[9]。あるいは、「睡眠による休養を十分とれていない者の割合の減少」「過労働時間60時間以上の雇用者の減少」というような心の健康などの具体的な目標がある。

歯磨きであれば、歯ブラシの選び方、持ち方、歯に当てる角度、動かし方、デンタルフロスや歯間ブラシの併用の仕方などについての微細極まる情報が社会に流通しマニュアル化され、それらに接し続けることで、元来は個々に違う多様な歯磨き実践が、知らず知らずのうちに、緩やかではあるが統一された歯磨きの型へと収斂していく。これはすべての事柄にあてはまる。生活のあらゆる行為がマクドナルド化しているといってよい。

明治期以前であれば、養生という言葉で表された健康は個人的な事柄であったが、明治期以降、それは国家が積極的にかかわり、国民をある方向へ向かわせる制度となった。健康の基礎の一部となる衛生についても連鎖的に国家が国民の生活に積極的に関わることで改善されてきた。

この衛生と健康は国家だけがある目的を持って推進してきたわけではない。国家の意志と同時に、かつ双方向的に、地球規模の統一された健康観や衛生観が作り上げられてきたことも大きな原動力になっている。国連やＷＨＯなどの国際的な機関が立てた目指すべき方向があって、それを国家が受け入れ、国家が健康や衛生に関する指針や具体的な方法を設定するという流れだ。それを私たちは無自覚のままに、自然で所与のものとして取り込んでいる。いわば制度に自発的に服従していると言って良い。

その背後には、誰もが幸福な人生を歩みたいという素朴で本能的な願いがある。何が幸福であるかは人それぞれ違うことだろう。物質的なものを重要視する人もいれば、精神的なものに価値をおく人もいる。また自らの幸せやSDGs等社会貢献、自然を含めた地球の幸せを追求する人もいるだろう。しかし全人類が考える幸福の基礎が「健康」であることは間違いあるまい。「重い病気にかかって苦しみながら死んでいきたい」あるいは「健康を害して七転八倒したい」「劣悪な衛生環境で、不衛生で不潔極まりない生活を送っていきたい」と希望する者はいない。誰もが願い希求する幸福の基礎には「健康」と「衛生」がある。

こうして個人的な事柄であった健康と衛生は、まず強要された目指すべきものとなり、それを経て、強要ではなく自らの意思によって志向される日常的実践となったのである。

おわりに

私たちは、健康政策目標に沿い、自ら志向した健康行動をどのように実践するようになったのかについて、「衛生」「健康」「スポーツ」の文化史から読み解いてきた。結果として、明治期以前は、健康は個人的事柄であったが、明治期になり政府主導の規律・訓練型の健康づくりが強制された。戦後は、国際法や社会背景に沿い政府が作成した健康マニュアルを意識しながら、自ら志向する健康づくりが行われるようになった。しかし、健康づくりの目標が達成できないこともあるため、目標は推奨として、個々の特性・ライフステージに沿い各々が志向する健康づくりを認めあう環境づくりが多様な幸せ追求に必要となると考えている。

付　記

本章は「日本における『健康』と『衛生』の文化史」『桃山学院大学総合研究所紀要』49(1)、２０２３年、1-19を加筆・修正したものである。

注

（1）人々がリヴァプールに殺到したのには、本文で述べた以外にも理由がある。たとえば１８４５年にジャガイモに対する疫病が蔓延し始めたアイルランドでは、それから5年間に餓死者が１００万人を超えたという。ジャガイモ飢饉は餓死者と同数の人々をアメリカなどへの移住へと駆り立てた［徳永 2010: 34］。また１８３０年にはリヴァプールとマンチェスター間に鉄道が敷設された。これによって活況を呈するリヴァプールには、マンチェスターやロンドンと同様に、イギリス各地から多くの人が流入してきた。

（2）明治期において御雇外国人の総数は３０００人を超えるといわれている。その内容は化学者、鉱山技師、地質学者、宣教師、鉄道技師、建築技師、造船技師、電気工学者、電信技師、郵便事業指導者、建築家、銀行員、法律家、教育者、哲学者、動物学者、物理学者、地震学者、音楽家、画家、医師、解剖学者、会計士、軍人、外交官など多岐にわたる。

（3）日本で初めてスポーツ（野球）を教えたホーレス・ウィルソンはこの功績により「日本野球のルーツ」として２００３年に野球殿堂入りした。

（4）現在は「界門綱目科属種」が使われている。

（5）ホイは面白いエピソードを挙げている。１７００年代の終わり頃マサチューセッツ州に暮らしていた男性が歯痛に苦しんでいた。近所の人々が「牛の糞を豚の脂肪で練ったものに一晩中顔をつけておくと良い」とアドバイスをすると、彼はそれを実行したという［ホイ 1999: 18］。

（6）大阪中央放送局が１９２８（昭和３）年８月１日から1カ月間、ラジオ体操の放送を行った。東京中央放送局でも８月１日から夏休み中に限ってラジオ体操が放送された。これら2つの番組は試験的な意味合いがあったようだ。その後、東京中央放送局は11月1日から本格的なラジオ体操の放送を開始する。一般的にはこの放送がラジオ体操の始まりとされている［黒田 1999: 11］。もちろんこれは日本が独自に開発したプログラムではない。ラジオ体操の構想などはアメリカのメトロポリタン社の「ラジオ体操」を模倣したものだった。というのも逓信省の役員が同社の視察に訪れており、資料を収集したり社会の反響を把握したりしていたからである。ただしラジオ体操が同社によって発明されたわけではなく、１９２５年にはピッツバーグのKDKA局が「モーニング　エクササイズ（Morning Exercise）」という番組を放送していたし、ドイツでも同様の放送がなされていた［黒田 1999: 34-35］。

（7）八紘一宇とは全世界を天皇を中心とする1つの家にまとめることを意味する。第二次世界大戦時に、日本が海外侵略を正当化する論拠として用いた。

（8）本章が考察している１８００年代以降をみると、１８５１年から１９０３年にかけて計13回の国際衛生会議が開催されている。第１回は１８５１年７月に12カ国の代表が集まりパリで開催された［安田 2014: 23］。こうした下地が現在のＷＨＯの設立に繋がっていることは自明である。

（9）健康日本21（第２次）では「日常生活における歩数の増加」を掲げ、20歳から64歳の男性には９０００歩／日、女性には８５００歩／日という目標を設定している。それと関連して20歳から60歳代の男性の肥満者の割合を28％に、40歳から60歳代の女性の肥満者の割合を19％に減少させることを具体的な目標にしている。

参考文献

アシェンバーグ、K．［2008］『図説　不潔の歴史』原書房。

尾形利雄［1960］「教育上からみた英国『徒弟の健康及び道徳法』」『教育学研究』27（1）、19‐28。

貝原益軒（著）・松田道雄（訳）［2020］『養生訓』中央公論新社。

北澤一利［2000］『「健康」の日本史』平凡社。

黒神直純［2003］「国際事務局の成立とその発展」『岡山大学法学会雑誌』52（4）、８０５‐８４９。

黒田勇［1999］『ラジオ体操の誕生』青弓社。

ケヴルズ、D．［1993］『優生学の名のもとに「人類改良」の悪夢の百年』朝日新聞社。

厚生労働白書 平成26年版「我が国における健康をめぐる施策の変遷」（https://www.mhlw.go.jp/wp/hakusyo/kousei/14/dl/1-01.pdf、２０２１年９月11日閲覧）。

佐山和夫［2002］『明治五年のプレーボール　初めて日本に野球を伝えた男――ウィルソン――』日本放送出版協会。

重森臣広［2007］「エドウィン・チャドウィックと困窮および衛生問題　政策分析における知識戦略の転換を中心に」『政策科学』（立命館大学）14（3）、43‐59。

鈴木正［1970］「黎明期の日本のスポーツとその導入に尽力した人々――とくにストレンジ氏について――」『自然科学研究』12、１‐１０２。

高井昌吏・古賀篤［2008］『健康優良児とその時代――健康というメディア・イベント――』青弓社。

高橋孝蔵［2012］『倫敦から来た近代スポーツの伝道師　お雇い外国人Ｆ．Ｗ．ストレンジの活躍』小学館。

多田羅浩三［2009］「現代公衆衛生の思想的基盤」『日本公衆衛生雑誌』56、3‐17。

谷釜了正［2005］「衛生及び衛生学――近代日本の体育史を読み解くキーワード――」『体育学研究』50（5）、525‐532。

徳永哲［2010］「19世紀中頃のリバプールとナイチンゲール」『日本赤十字九州国際看護大学　intramural research report』8、31‐41。

友松憲彦［2012］「19世紀ロンドン労働者の家計分析――日用品流入史の視角から――」『駒澤大学経済学論集』43（3・4）、17‐42。

ホイ、S．［1999］『清潔文化の誕生』紀伊國屋書店。

安田佳代［2014］『国際政治のなかの国際保健事業――国際連盟保健機関から世界保健機関、ユニセフへ――』ミネルヴァ書房。

第I部

メディアの観点から

第2章

誰が健康を気にしているのか

――健康管理アプリの利用をめぐって――

木島 由晶

はじめに

ヘルスリテラシーという言葉を耳にする機会が増えた。一因は、２０２０年の春から私たちの生活を一変させたコロナ禍だろう。誰もが家に閉じこもる生活を余儀なくされたので、運動不足にともなう「コロナ太り」が話題になった。英語圏でも事情は同じで、外出自粛で体重が15ポンド（６・８kg）増えることを意味する'Quarantine 15'という言い回しが流行した。筋トレやサイクリングの価値が見直され、それらを新たな趣味にする人も現れた。つまりコロナ禍は、多くの人にとって自分の健康をふり返るきっかけとなったのだった。

しかしそうは言うものの、誰もが同じように健康に気を配り、健康管理に努められているわけではない。そこには当然ながら温度差があり、健康的で質の高い生活を保っている人もいれば、欲望のままに暮らすうちに健康状態を悪化させた人もいるだろう。私たちの社会には、経済格差や教育格差など、様々な格差が存在する。なかでも健康格差（health disparity）は、生活の質（quality of life）に直接関わる点で、最も重要な格差の1つと言って差し支えないはずだ。

そして、今の時代に健康に気を配るなら、スマートフォン（以下、スマホ）のようなモバイルデバイスは手放せない。たとえばコンピュータ会社のAppleは、２０１４年からそれらのデバイス向けにヘルスケアのアプリを提供しはじめた。２０２４年2月現在、このアプリで保存されるデータの種類は、歩数、歩行距離、歩行の安定性、登った段数、心拍数、栄養、睡眠分析、体重、心の健康状態などがある。こうしたアプリを日常的に利用することで、私たちは自分の健康状態を総合的に把握することができる。

さて、ヘルスリテラシーを、自分にとって適切な健康情報を理解して使いこなせる能力のことだとすると、ヘルスケア系のアプリを利用している人はヘルスリテラシーが高いと推察できる。そこでこの章では、アンケート調査の分析を通じて、どういう人がこの手のアプリを日常的に利用しているのかを検討したい。

1　健康格差とヘルスリテラシー

健康にも格差があり、それは人々の社会経済的地位（socioeconomic status）と関連している。多くの人がこうした実感を抱いているだろう。しかし残念ながら、日本での研究の蓄積は、そう多くはない。医療社会学者の早坂裕子によると、そもそも１９９０年代までは健康調査の数が少なく、規模も小さかった［早坂 2001］。その理由として、社会階層論に詳しい石田浩によれば、一方には公衆衛生学や疫学の分野で社会経済的な要因への関心がうすく、他方では、社会階層研究の分野で健康問題への関心がうすいという状況があったようである［石田 2020: 85］。

しかし近年ではこの状況は改善されつつある。とくに働き方と健康の問題は、「過労死」「ブラック企業」「メンタルヘルス」などの言葉が示唆するように、２０００年代からメディアで大きく取り上げられるテーマの１つになった。正規・非正規の違いをはじめ、劣悪な労働条件や労働環境が健康の悪化を生んでいることが様々に指摘されている［森岡 2005; 熊沢 2006; 山本・黒田 2014; 労働政策研究・研修機構 2014 など］。

一方、ヘルスリテラシーについては、概念があいまいなこともあり、さほど実証的な研究が蓄積されているわけではない。公衆衛生学者のクリスティン・ソーレンセン（K. Sørensen）の定義によると、そもそもヘルスリテラシーとは「健康情報を入手し、理解し、評価し、活用するための知識、意欲、能力であり、それによって、日常生活におけるヘルスケア、疾病予防、ヘルスプロモーションについて判断したり意思決定をしたりして、生涯を通じて生活の質を維持・向上させることができる」認知的能力とされている［Sørensen et al. 2012: 80］。

こうしたヘルスリテラシーは、社会経済的地位、とくに学歴と健康を結びつける経路の１つと考えられてきた。たとえば予防医学を専門とする杉森裕樹は、欧米の先行研究をレビューするなかで、教育が限られている人はヘルスリテラシーも低い傾向があり、ヘルスリテラシーが低いと健康に不調を抱えやすい傾向があることを示した［杉森 2006］。

また、社会学者の片瀬一男は、学歴が高いほどいくつかの健康リスク回避行動が行われており、とくに中高年期における健康リスク回避行動に差異をもたらすことを明らかにした［片瀬 2008］。さらに片瀬と、社会疫学を研究している坪谷透は、口の中の健康と子ども期の階層条件やヘルスリテラシーがいかに関係しているのかを検討している。それによると、ヘルスリテラシーに影響を与えているのは、親の学歴よりも本人の学歴のほうが大きい。すなわち、ヘルスリテラシーが家庭内で「相続」されるというより、学校教育を通じて「獲得」される可能性を指摘している［片瀬・坪谷 2022］。

以上のことから、ヘルスリテラシーは本人の学歴と関連があることがわかってきた。そこで本章では、ヘルスリテラシーを高める道具としてヘルスケア系のアプリを位置付け、アプリの利用と学歴などとの関連を検討したい。

2　調査と用いる変数の概要

本章では、青少年研究会が２０２２年に実施した調査を分析に用いる。(1)　この調査では、16歳から29歳までを対象とした若年票のほかに、30歳から59歳までを対象とした中年票を用意して、年齢層の違いを明らかにするように努めた。本章ではこの双方のデータを使用する。そのさい、ライフステージの区分(2)として、16歳から29歳までを青年層、30歳から44歳までを壮年層、45歳から59歳までを中年層として分析に用いる。

ヘルスケア系のアプリ利用の割合は、全体の16・９％であった。つまり約６人に１人が利用している。スマホの場合、機種によってはアプリをダウンロードする必要もなく、購入した時点ですでにヘルスケアアプリはインストールされた状態にあるのだが、スマホユーザーの多くは、ふだんはそれを意識することもなく過ごしていると推察される。

本章で最終的に検討したいのは、アプリで健康管理をすることの規定要因である。この分析には、従属変数にヘルスケア系のアプリの利用を使用し、独立変数に筋トレ系の趣味、体型管理のための行動、ならびにスマホの操作時間を使用する。さらに統制変数として性別、年齢、暮らし向き、教育年数を投入する。これらの記述統計は**表２-１**にまとめている。

表 2-1　記述統計量

		平均	標準偏差	最小値	最大値
従属変数	ヘルスケアアプリの利用	0.17	0.375	0	1
統制変数	性別（男性ダミー）	0.45	0.498	0	1
	年齢　青年層（16-29歳）	22.78	4.195	16	29
	壮年層（30-44歳）	37.70	4.131	30	44
	中年層（45-59歳）	52.09	4.331	45	59
	暮らし向き	3.10	0.995	1	5
	筋トレ系の趣味	0.15	0.355	0	1
	体型管理の経験	0.67	0.470	0	1
独立変数	教育年数	14.14	1.976	9	18
	スマホ操作時間（1日平均：分）	227.65	152.471	5	840
	パソコンの利用	0.62	0.484	0	1

出所）筆者作成。

3　健康管理と性・年齢との関係

(1) 年齢に注目して

基礎的な分析結果から確認しよう。**図2-1**には、健康に関する設問に対する年齢層別の回答分布を示している。これをみると、まず、「体型管理のために運動や食事制限をしたことがある」については、青年層が61・3％、壮年層が76・4％、中年層が69・9％であり、どの年代も6割以上の回答者が「したことがある」と回答している。その割合は、30代から40代にかけてピークを迎えており、働き盛りの時期に健康管理を最も意識することがうかがえる。

一方、年齢層を5歳刻みで区切ってみると、16－19歳のところだけが49・1％と過半数を切っており、目立って割合が低い。自分の体型について気にかけており、かつ、それを実際に管理する行動は、10代の若者にとってはさほど馴染みのあるものではなく、いわば「大人の嗜み」とみなしうるのかもしれない。

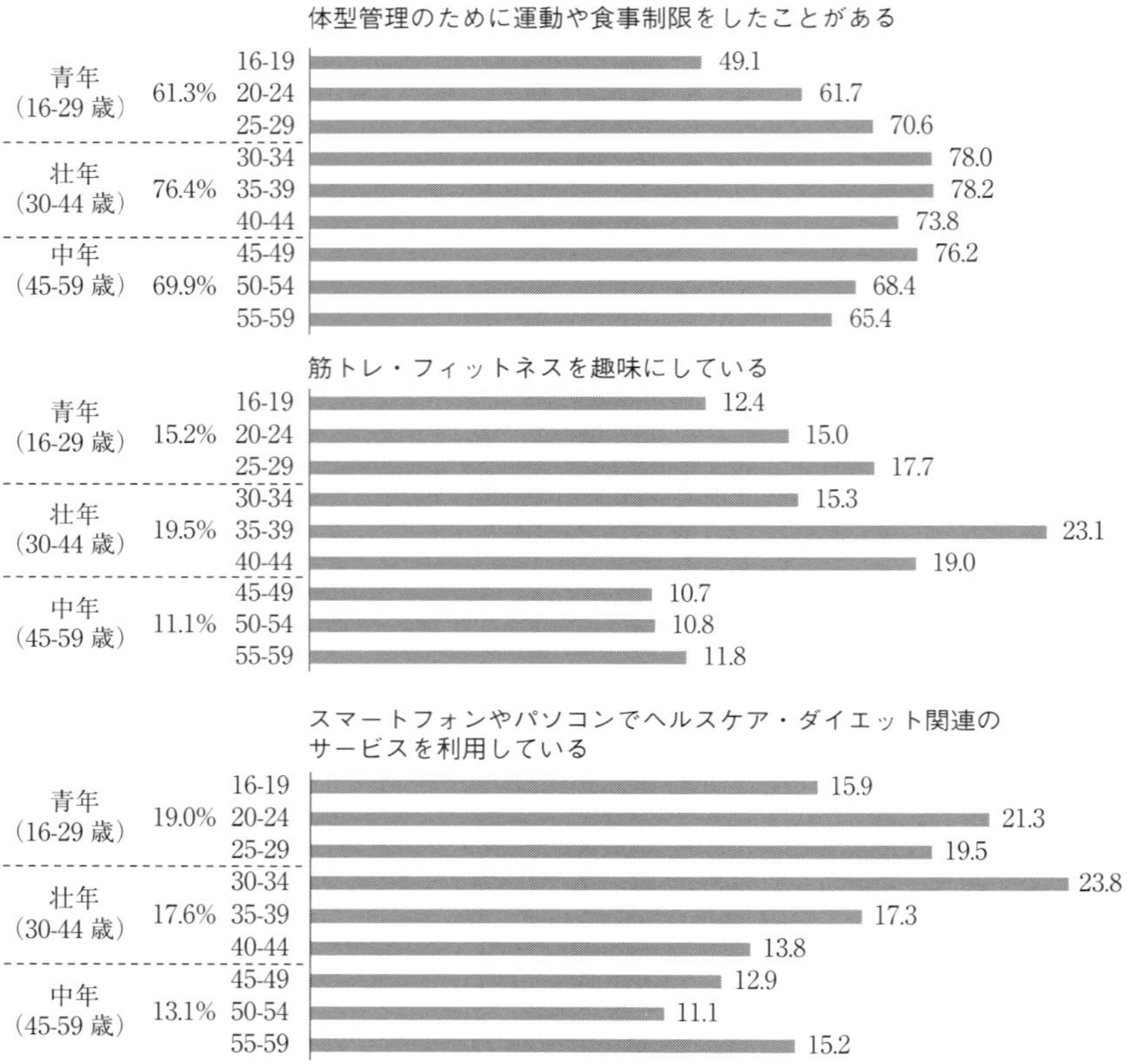

図 2-1　健康関連設問への年齢層別の行動率（%）

出所）筆者作成。

次に、「筋トレ・フィットネスを趣味にしている」については、青年層が15・2%、壮年層が19・5%、中年層が11・1%であった。これらを趣味にする人が40代でピークを迎えるのは、「メタボ」が気になる年齢層に差し掛かるからだろうか。いずれにせよ、壮年層の割合が最も高いのは先と同様だが、異なるのは、中年層の落ち込みが目立つ点である。おそらく中年層になると、筋トレのような激しい動きをともなう無酸素運動よりも、運動負荷の低い散歩のような無酸素運動のほうが趣味としては持続しやすいのだろう。

最後に、「スマートフォンやパソコンでヘルスケア・ダイエット関連のサービスを利用している」については、青年層が19・0％、壮年層が17・6％、中年層が13・1％であった。新しいデジタルメディアを使いこなしている点で、16－29歳の青年層の割合が高い点は理解しやすい。ただし年齢層を5歳刻みでみると、最も割合が高いのは30－34歳の壮年層である点に注意を払う必要がある。健康への関心と、新しいメディアに対する関心が、ともに高い状態にあるのが30代前半なのかもしれない。

⑵性別に注目して

表２－２は、青年層、壮年層、中年層のそれぞれで、性別ごとに差があるのかどうかを調べたものである。まず、「体型管理のために運動や食事制限をしたことがある」については、どの年齢層も女性の割合が高くなっているが、有意差があるのは青年層（男性：50・9％、女性：70・8％）と壮年層（男性：68・5％、女性：81・9％）で、中年層には有意な差がみられない。美しい体型を維持すべきだという意識は、若いうちほど、そして女性のほうに、より強くはたらいている規範なのかもしれない。あるいは、青年層における男女の差は大きいが、中年層になると男女の差が縮まるのは、歳を重ねるにつれて、男女問わず健康に気を払って生活する割合が増えているようにも思われる。

次に、「筋トレ・フィットネスを趣味にしている」については、どの年齢層も男性の割合が高いものの、有意差があるのは青年層（男性：19・8％、女性：11・8％）のみで、壮年層・中年層においての差は小さく、統計的に有意でもない。フィットネスについてはともかく、筋肉をきたえることについては、若いうちほど、男性のほうにより強いあこがれがあるのかもしれない。あるいはもっと単純に、青年層におけるスポーツ実践の人気、つまり運動部に

表 2-2　健康関連設問への性別ごとの行動率（%）

		体型管理のために運動や食事制限をしたことがある		筋トレ・フィットネスを趣味にしている		スマートフォンやパソコンでヘルスケア・ダイエットのサービスを利用している	
青年（16-29）	男性	50.9	***	19.8	**	11.9	***
	女性	70.8		11.8		25.4	
壮年（30-44）	男性	68.5	*	20.0	NS	7.3	***
	女性	81.9		18.5		25.3	
中年（45-59）	男性	67.6	NS	11.9	NS	8.7	**
	女性	71.7		10.7		17.0	

注）*：p<0.05　**：p<0.01　***：p<0.001　NS：有意差なし。
出所）筆者作成。

おける男性部員の多さが影響しているようにも思われる。

最後に，「スマートフォンやパソコンでヘルスケア・ダイエット関連のサービスを利用している」については，青年層・壮年層・中年層のすべてにおいて，女性の割合が高い点で有意な差を示している。スマホのようなデジタル機器は，日常的な買い物の記録から，自分自身の健康についてまで，あらゆるものを数値化・可視化して残しておくことが容易である点に特徴がある。健康管理という点では，月経周期の把握などがあるぶん，男性よりも女性のほうがヘルスケアのサービスを利用しやすいのかもしれない。

4　ヘルスケア系のアプリを利用しているのは誰か？

(1) 多変量解析の結果から

それでは，多変量解析の分析へと移ろう（表2-3）。モデル1には，属性変数のみを投入している。一見してわかるように，性別と負の関係を示しており，効果が高い。つまり女性であるほど，PCやスマホでヘルスケア系のサービスを利用する傾向にある。また，暮らし向きの豊かさ，教育年数の長さとは，ともに正の効果を示し

表 2-3　ヘルスケア系サービスの利用を従属変数とした二項ロジット分析

	モデル1			モデル2		
	B	SE	Exp(B)	B	SE	Exp(B)
定数	-3.567	0.546		-4.331	0.633	
性別（男性ダミー）	-1.032***	0.140	0.356	-1.023***	0.151	0.359
年齢	-0.011*	0.005	0.989	-0.009	0.006	0.991
暮らし向き	0.135*	0.065	1.145	0.136*	0.069	1.146
教育年数	0.163***	0.034	1.177	0.137***	0.036	1.147
スマホ操作時間				0.001*	0.000	1.001
筋トレ・フィットネスを趣味				0.930***	0.164	2.535
体型管理のために運動や食事制限				0.796***	0.179	2.217
カイ２乗検定（p 値）	0.000			0.000		
-2 対数尤度	1578.189			1417.275		
Cox-Snell R^2	0.050			0.089		
Nagelkerke R^2	0.084			0.147		
N	1815			1701		
	VIF<1.5			VIF<1.5		

注）*：p<0.05　**：p<0.01　***：p<0.001
出所）筆者作成。

ている。効果はそれほど大きくはないが、経済的に豊かで、教育年数が長い人ほど、ヘルスケア系のサービスを利用していることを意味する。年齢については、5％水準で統計的に有意であるものの、ほとんど効果はみられない（微弱ではあるが、若い人ほど利用する傾向がある）。

これらに加えて、独立変数も投入したものがモデル2である。まず属性変数からみると、年齢の有意差が消えた以外は、先と同様の結果を示している。次に、新たに投入した変数をみてみよう。スマホ操作時間については、5％水準で有意差はあるものの、ほとんど効果がみられない。「筋トレ・フィットネスを趣味にしている」「体型管理のために運動や食事制限をしたことがある」については、どちらも正の関係を示しており、それなりに効果も高い。すなわち、筋トレやフィットネスを趣味にしている人や、体型管理のために運動や食事制限をしたことがある人ほど、ヘルスケア系のサービスを利用する傾向がある。

(2) 得られた知見と考察

得られた知見を整理しよう。第一に指摘できるのは、ヘルスケア系のアプリの利用は、いわゆるデジタルデバイドとは関係がなさそうだということである。

デジタルデバイドとは、インターネットやパソコンのような情報通信技術を利用できる人と、できない人の格差を指す。先にみたとおり、ヘルスケア系のアプリは若い人ほど過度に利用の割合が高いわけでもなく、またスマホのヘビーユーザー（操作時間の長い人）ほど利用しているわけでもない。だとすると、それらの条件に左右されない点で、どのような属性の人にも使いやすいように設計されているのがヘルスケア系のアプリの特色であるように思われる。

指摘できることの第二は、先行研究が示していることと同様に、ヘルスケア系のアプリの利用においても、やはり健康の管理は社会経済的地位と関連しているということである。すなわち、家庭の経済状況つまり暮らし向きの良さと、より長く教育を受けてきた年数とがそれぞれ、ヘルスケア系のアプリを利用することに関連している。しかしそうは言っても、同時に注意したいのは、その影響は、性差と比べた場合にけっして大きくはないことである。裏を返して言うと、最も強い影響を与えているのは性差であり、女性であることが、ヘルスケア系のアプリの利用に強く影響している。

指摘できることの第三は、実際の健康維持の活動とヘルスケア系のアプリの利用とが、密接に関連していることである。すなわち、筋トレ系の趣味をもつ人や、体型管理のために運動や食事制限をしたことがある人ほど、パソコンやスマホで自分の健康状態を管理し、そのデータを日常的に確認する傾向がある。

当たり前に思えるかもしれないが、これは今日の社会では健康の管理がデータの管理と等しい意味をもつようになったことを示唆している。以前であればせいぜい「毎日体重計に乗る」くらいのことしかできなかったはずの健康状態の把握を、私たちは日常的かつ詳細に行えるようになっている。それはもちろん喜ばしいことではあるのだが、今の私たちはむしろ、そのようなデータの管理から逃れることが難しくなっており、いつでも、どこからでも、客観的なデータを突きつけられてしまうことの息苦しさを同時に感じてしまうかもしれない。

今回の調査データはそもそもヘルスリテラシーを考えるために設計されたものではないため、分析には不十分なところも残っている。けれどもデジタルデバイスの利用が今後ますます増加する傾向にあることは示唆されたと思われる。

おわりに

本章では、ヘルスケア系のアプリで健康管理をするのはどういう人かという問いを設定して分析を進めた。結果として、スマホを使いこなしているかどうかとはさほど関係がなく、当人が経験してきた教育年数の長さや、男性よりも女性のほうが利用しやすい傾向にあることがわかった。今後は本章での分析をより精緻にしていくと同時に、因果関係を逆にした分析、すなわちヘルスリテラシーが当人の健康にどう影響しているのかや、ヘルスケア系のアプリを使いこなすことが当人の健康にどう影響しているのかを検討していく必要があるだろう。

付　記

本研究はJSPS科研費JP19H00606, ならびにJP24K03619の助成を受けたものである。

注

（1）調査の詳細については、青少年研究会のウェブサイトを参照されたい（http://jysg.jp/research.html）。
（2）厚生省の「健康日本21」では、生まれてから死ぬまでのライフステージを、「幼年期」（0‐5歳）、「少年期」（6‐14歳）、「青年期」（15‐24歳）、「壮年期」（25‐39歳）、「中年期」（40‐64歳）、「高年期」（65歳以上）の6段階に大別している。

参考文献

〈邦文献〉


石田浩［2020］「健康格差はいかに生成されるのか？――ライフコースの流れに着目して――」、石田浩・有田伸・藤原翔編『人生の歩みを追跡する――東大社研パネル調査にみる現代日本社会――』勁草書房。

片瀬一男［2008］「学歴階層と健康リスク関連行動」、菅野剛編『階層と生活格差（２００５年ＳＳＭ調査シリーズ10）』２００５年ＳＳＭ調査委員会。

片瀬一男・坪谷透［2022］「子ども期の社会経済的地位と口腔の健康」、片瀬一男・神林博史・坪谷透編『健康格差の社会学――社会的決定因と帰結――』ミネルヴァ書房。

川上憲人・橋本英樹・近藤尚巳編［2015］『社会と健康――健康格差解消に向けた総合科学的アプローチ――』東京大学出版会。

熊沢誠［2006］『若者が働くとき』ミネルヴァ書房。

杉森裕樹［2006］「教育不平等と健康」、川上憲人・小林廉毅・橋本英樹編『社会格差と健康――社会疫学からのアプローチ――』東京大学出版会。

早坂裕子［2001］「健康・病気の社会的格差」、山崎喜比古編『健康と医療の社会学』東京大学出版会。

森岡孝二［2005］『働きすぎの時代』岩波書店。
山本勲・黒田翔子［2014］『労働時間の経済分析――超高齢社会の働き方を展望する――』日本経済新聞出版社。
労働政策研究・研修機構［2014］『壮年非正規労働者の仕事と生活に関する研究』。

〈欧文献〉

Sørensen, K., et al. [2012] "Health Literacy and Public Health: A Systematic Review and Integration of Definitions and Models," *BMC Public Health*, 12, Article No. 80.

第3章

「自然」に託された現代人の欲望

——新聞報道にみる「健康」と「自然」——

長﨑　励朗

はじめに　健康と自然——摂るべきか？　摂らぬべきか？——

新型コロナウイルスの流行以後、医療や健康にまつわる陰謀論が絶えない。ゴードン・オルポート（Gordon Allport）らの古典的な図式によれば、デマの流布量は情報の重要性と情報の不足の関数（R→I×A）とされている［Allport and Postman 1947］。新型コロナウイルスの流行によって健康が生死に関わる問題として文字通り死活的に重要であると認識されたのに加えて、新しいウイルスやそれに関わる研究機関、製薬会社といった未知のアクターが次々にマスメディアやネット上に登場したことは、まさにデマにとって格好の土壌を提供したと言えるだろう。

この間、目に見えて台頭してきたのが、ワクチン有害論に代表される「消極的な健康防衛論」とでも言うべき言説である。健康食品やサプリメントは一般に「これを飲めば健康になる」という足し算の言説とともに消費される。これに対して消極的な健康防衛論とは「これを摂取するのは危険（有害）だ」と訴える言説を指す。以前から存在する食品添加物に関する言説などはその好例である。こうした消極的な健康防衛論は「無添加」「無農薬」といった言葉に代表されるように、しばしば「無い」ということを肯定的に捉える「引き算」的な論法で流布されることになる。

上記のように人工的なものを引き去ったあとに残るキーワードこそ「自然」である。とりわけ、食の分野においては自然食品や自然農法などが肯定的に語られることが多い。それらは無農薬や遺伝子組み換えでは無いことなどをセールスポイントとしており、まさに「引き算」的発想の代表格だ。つまり、食に関して言えば「健康」と「自然」は一般的なイメージに反して全く逆の発想で人々に消費されているのである。

このことは両者を取り扱う行政的枠組みの違いとしてもあらわれている。健康食品については「保険機能食品」という一定の枠組みを厚生労働省が設けているのに対して[1]、自然食品全般を管轄する省庁はなく、有機ＪＡＳマークという有機食品に対する認証制度を農林水産省が所管しているのみである。このことからは、「無い」ものを行政的に扱うことの困難さがうかがえよう。

当たり前のことだが、自然のままで人体に有害なものもあれば、人工的に作られたもので健康に資するものも存在するし、それらの言説の真偽を問うことは科学的にも難しい。しかし、だからこそ「健康」や「自然」のメディアにおける扱いの社会的影響はことさら大きいと言える。

そこで本章では、過去の新聞記事データベース（朝日新聞クロスサーチ）を用いてマスメディア上の「健康」言説と「自然」言説を比較し、その扱われ方の違いから、自然言説が陰謀論と結びつきやすい原因を考察してみたい。とはいえ、健康と自然に関わる記事は無数にあり、人体に入れることと結びつくとは限らない。したがって、これらの言説の中でもとくに摂取や忌避に深く関連する用語として「健康食品」「健康食」「自然食品」「自然食」というワードに焦点をあてて論じることにする。

1　記事数の推移 ――「健康」ブームと「自然ブーム」――

新聞を用いた健康食品言説に関する先行研究としては、多田敦士（２００７）が挙げられる。多田の研究は健康食品に関する新聞紙上の言説を量的・質的側面から詳細に分析しており、新聞記事数の推移から、１９７０年代から「健康至上主義」が広がったとする定説に疑問を呈するなど、重要な知見を多く含んでいる［多田 2007］。一方で当時の資料的制約により、分析は１９９９年までの範囲にとどまっており、広告に関しては言及がないなど、いくつかの点で本研究がアップデートする余地がある。一方、自然食品に関するメディア分析は管見の限り見当たらない。そこで、以下では多田の研究で得られた知見を参照しつつ、自然食品に関する記事数の推移とあわせて基礎的な情報を提示しておきたい。

朝日新聞本紙の朝刊・夕刊（地域面含まず）における２０２２年までの「健康食品」を見出しに含む記事数の推移は**図３-１**のとおりである。多田が分析した１９９９年までの範囲では１９８４年から86年に最も記事数が多いとされているが、その後の推移を見れば、２０００

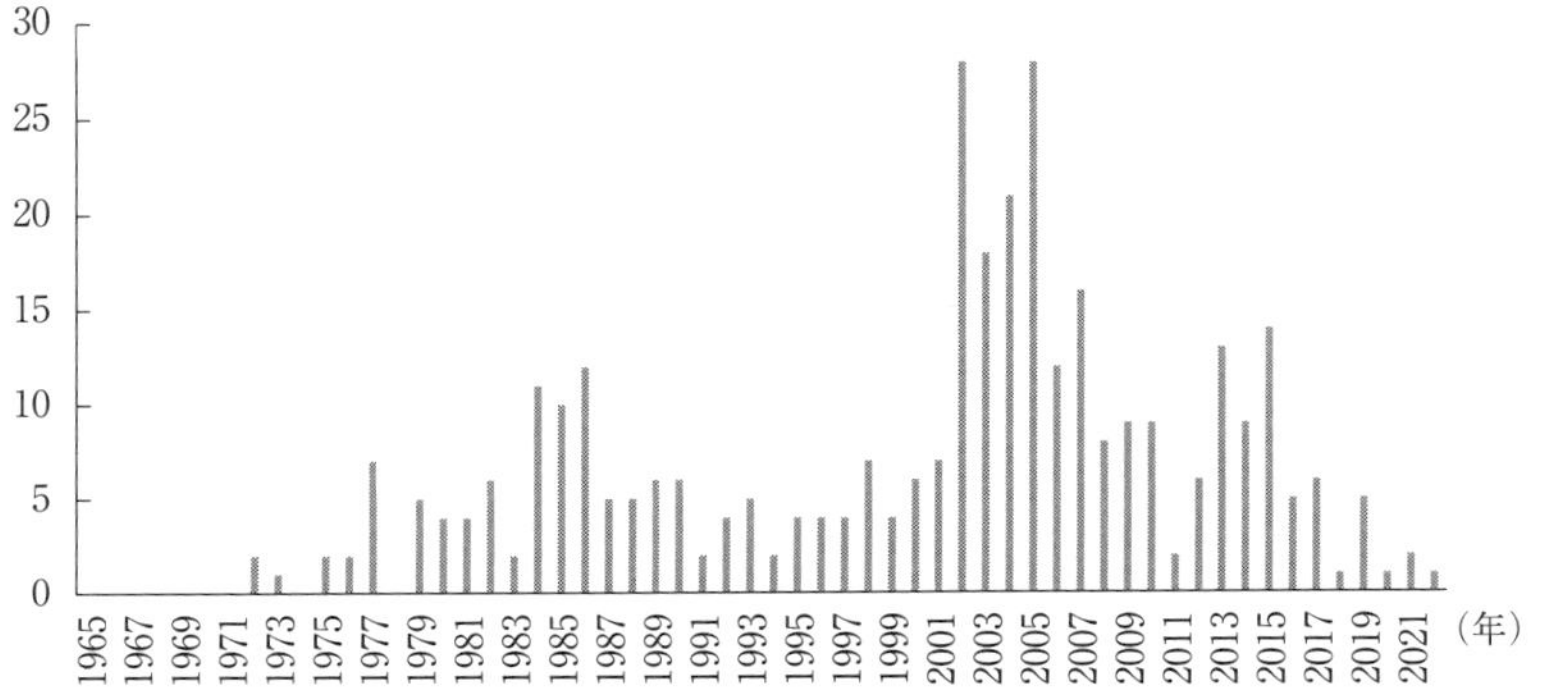

図 3-1　「健康食品」を見出しに含む記事数の推移

出所）筆者作成。

年代前半にさらなるピークが訪れていることが分かる（第二次健康ブーム）。

次に「自然食品」を見出しに含む記事の推移は**図3－2**のとおりである。一見して明らかなように、健康食品と自然食品では圧倒的に記事数が異なる。「健康食品」を見出しに含む記事の総数が353件であるのに対して、「自然食品」の方はわずか30件にとどまる。「自然食品」のピークが1970年代半ばに来ており、長期的なトレンドが異なるようには見えるが、記事数の少なさゆえに、これを持って断定的に何かを論じることは難しい。多田の論文では健康食品を扱った記述にはポジティブなものよりもネガティブなものが多く、とりわけ薬事法違反などの取り締まり事案が頻出することが指摘されているから、こうした観点からは自然食品の方がやや問題化しにくいとは言えるかもしれない。それは、前述のとおり、自然食品に関しては監督省庁が曖昧であることにも起因していると考えられる。

ただし、少なくともデータベース上で地域面と本紙を区別して検索できるようになる1985年以降に限って言えば、自然食品の方が地域面で扱われる割合が高いことが見て取れる。本紙のみの場合、健康食品が339件、地域面を含めれば690件がヒットした。つまり、

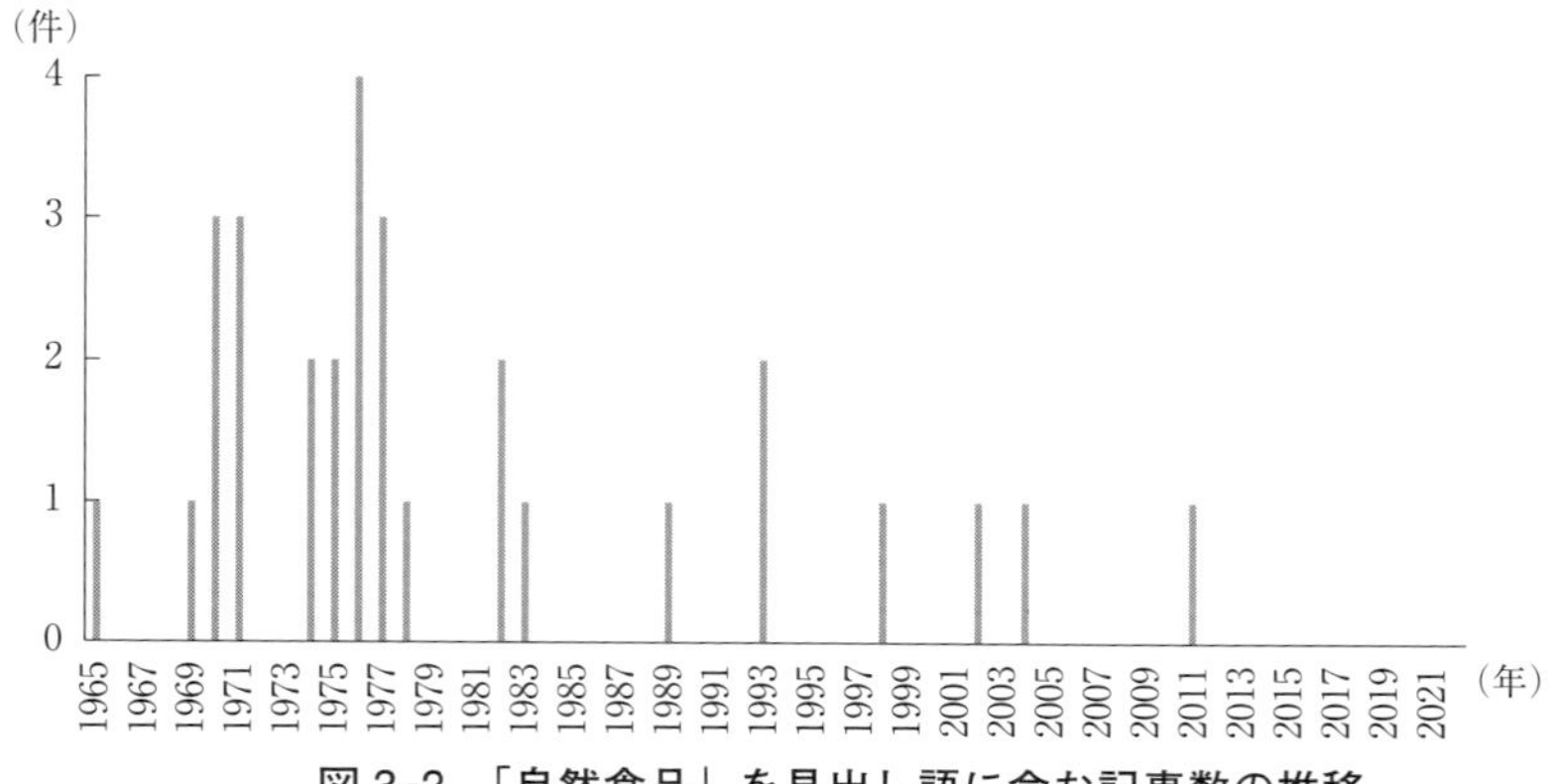

図3-2　「自然食品」を見出し語に含む記事数の推移

出所）筆者作成。

健康食品を見出しに含む記事のうち約半分が地域面であることが分かる。一方、自然食品は本紙のみが12件であるのに対して地域面を含む検索結果は43件と４倍近くに増加する。これは自然食品が地域と結びつく形で報道されやすかったことを示していると言えるだろう。

こうした量的側面からとらえた研究以外に、70年代における「健康至上主義」の広がりに疑義を呈した多田の死角を補う質的研究が存在する。福間良明『「働く青年」と教養の戦後史』はかつて勤労青年に読まれた人生雑誌というジャンルの盛衰を追った歴史研究だが、同ジャンルの中で最も有名な雑誌の１つであった『人生手帖』が１９７４年に『健康ファミリー』へと名称変更したことを明らかにしている。このことは、多田が新聞紙面の量的データから疑問を投げかけた70年代の「健康至上主義」的な流れが、やはり実際には存在したのではないかと考えさせられる事実だ。

人生について語る教養雑誌が健康雑誌へと変貌した理由について、福間は学生運動の活動家たちが有機農法に接近していく過程と重なることを指摘し、次のように総括している。

> ここにうかがえるのは、左派的な問題意識が、公害への反感、ひいては戦後社会や消費文明への批判に通じ、その延長上に、農薬や化学肥料を用いない有機農業への関心が導かれていたことである［福間 2017: 267］。

当時の環境ブームの背景には新左翼運動があり、有機農業は反体制的、場合によっては反資本主義とさえ結びつけて語られたというのである。そしてその際に彼らが拠り所にしたのが、「自然」だった。つまり、多田が疑義を呈した70年代の「健康至上主義」とは、むしろ「自然至上主義」と呼ぶべきものであり、それが健康につながるものであるという認識から、「健康至上主義」と読み替えられていったのではないだろうか。それゆえ、多田が「健康」というキーワードで記事を検索してもダイレクトにはその数に上がってこなかったと考えられるのである。こうした説明は、前述のとおりサンプルは少ないものの、**図3-2**で示した「自然」に関する記事の推移とも合致する。

ここまでをまとめよう。新聞記事数の推移からは1980年代と2000年代前半に二度の「健康」ブームを見て取ることができる。ただし、それ以前の70年代半ばには「自然」ブームとまで言えるほど大きなものではないにせよ、「自然」をキーワードにした運動が一定の盛り上がりを見せていた。そしてそれは新左翼運動との連続性を感じさせる一種のカウンターカルチャーのようなものとして生起した反資本主義的な動きだった可能性がある。以下ではこの点についてさらに検証してみたい。

2 「健康」の商品性——「食品」か「食」か——

はたして「自然」は反資本主義的なのか?このことを量的に検証するために有効だと考えられるのは、「健康食品」と「健康食」、「自然食品」と「自然食」にそれぞれ分離した場合の記事数の差である。食品とは読んで字のごとく、あくまで商品として流通する形態を指し、食と言った場合、そこには商品に限定されないライフスタイル全般と関わる暮らしのあり方を意味する言葉となるからである。

「健康食」で検索した場合の記事数から「健康食品」でヒットした記事数を引くことで、「健康食品」ではなく「健康食」と銘打たれた記事のみの数を計算することができる。「自然食品」と「自然食」についても同様である。**図3-3**、**図3-4**はこうして作った「健康食」「自然食」の記事数と「健康食品」「自然食品」の差を示したものである。＋は「食品」が多く、－は「食」の方が多いことを示している。

一見して明らかなように、「健康」は「食品」の語尾とともに用いられることが多く、それと比較すると「自然」は「食」の語尾とともに用いられることが多い。つまり、少なくとも新聞というメディアに表れる場合には、健康は商品と結びつき、自然は暮らし全般と結びついて表象されていると言えよう。このことは「自然」が「健康」と比較して相対的に商品性と距離があることを示している。

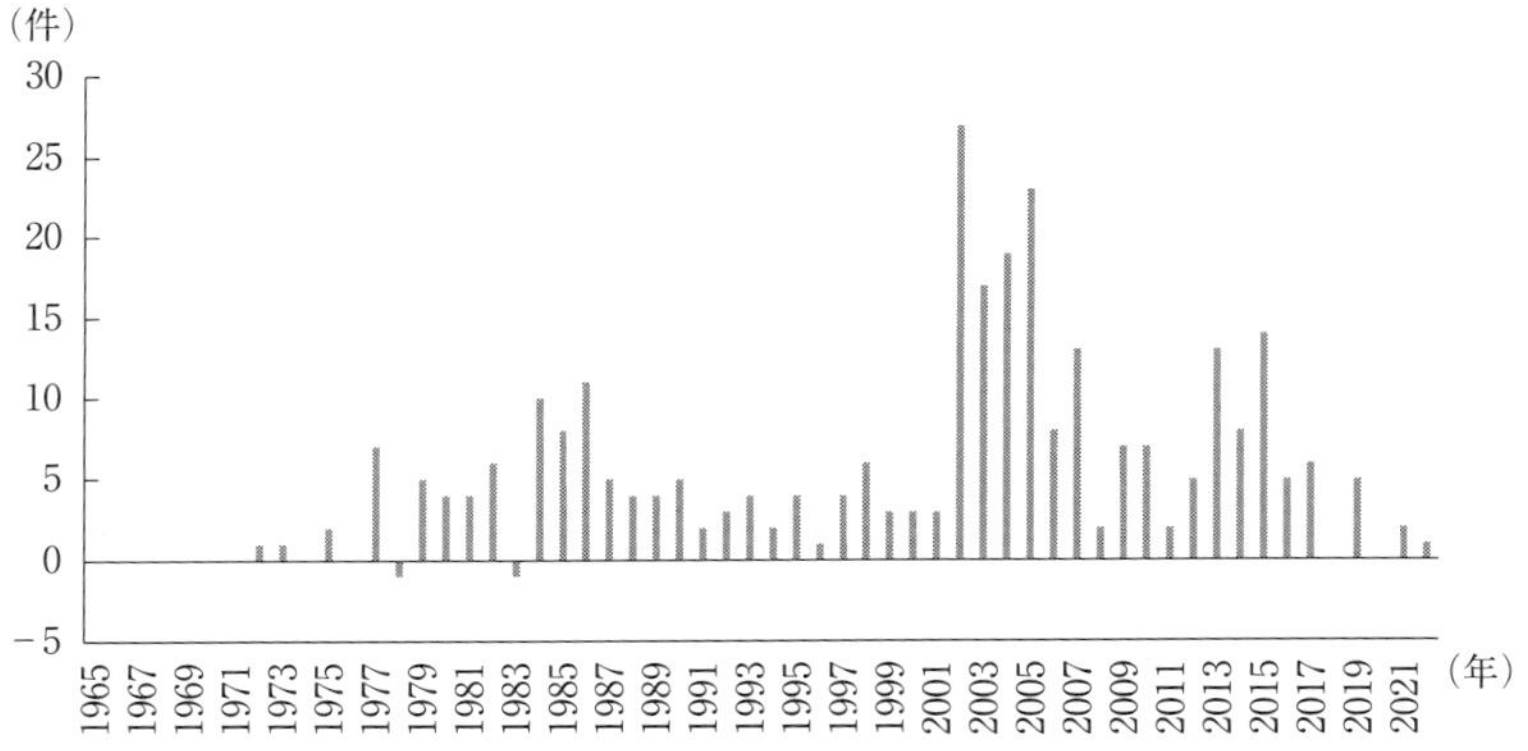

図 3-3　「健康食品」と「健康食」の記事数の差

出所）筆者作成。

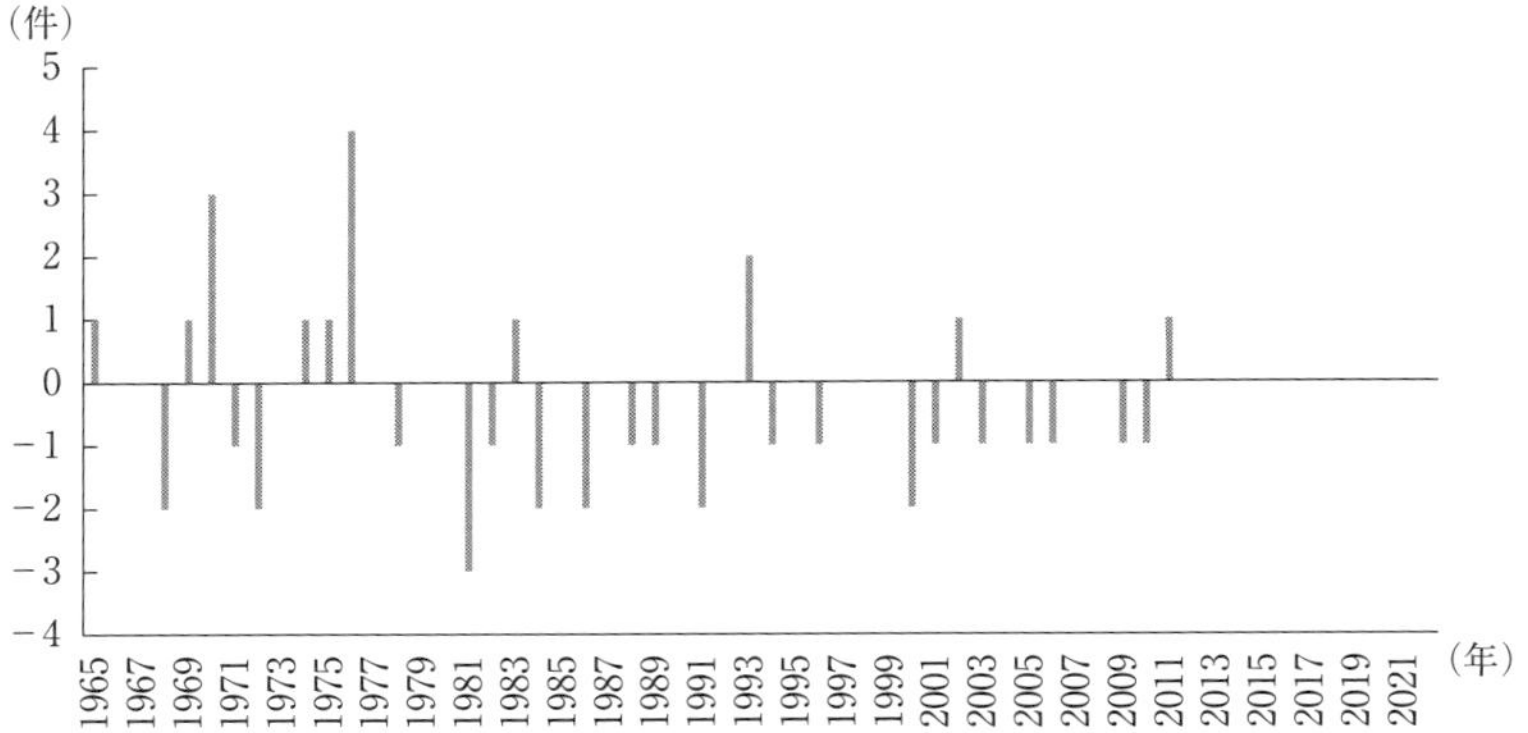

図 3-4　「自然食品」と「自然食」の記事数の差

出所）筆者作成。

こうした「健康」の商品性は広告にも表れている。広告だけを独立して検索できる１９９９年までに限って言えば、健康食品と銘打った広告は17件あるのに対して、自然食品は０件である。また、実際の紙面からは、健康食品の広告が特定のライフスタイルと関連していることも推測される。全面広告ではない10件の広告のうち、半数近くにあたる４件で確認できるのは、健康食品広告のすぐ下に郊外の宅地広告が掲載されていることだ。紙面上に同居しているからといって、必ずしも購買層が同じとまでは言い切れないが、当時のマーケティングのターゲットとしては同一の層が想定されていたのではないか。あくまでイメージに過ぎないことを断った上で言うならば、郊外に移り住むことを検討している中流のサラリーマン家庭が手軽に手に入る健康を求めて「健康食品」を手に取っていたであろうと推測されるのである。

3　新左翼運動と陰謀論の交点

ここまで、自然と健康をキーワードに、新聞紙面のデータを読み解いてきた。そこから得られたのは、「健康」が商品性を帯びがちであるのに対して、「自然」が商品性と結びつきにくいという知見である。この事実から陰謀論と「自然」を結ぶ要素について仮説を提示してみたい。

冒頭に述べたように、「自然」は消極的な健康防衛論をうったえるキーワードである。それゆえに、時には自然食品のうたい文句にもなりえるが、概ね購買を促進するのではなく、抑制する文脈に傾きがちだ。自然食を賛美することは「買え！」と説得するのではなく、「買うな！」と呼びかけるのである。

そうした食における非商業性を追求する思想のルーツが、新左翼運動の延長線上に生起した70年代の反資本主義的運動にあったことは、先に確認した通りだ。実は陰謀論につながる思考様式はすでにそこに内在していたのではないだろうか。

陰謀は英語で「Plot」と訳される。プロットと言えば小説などのあらすじと同じような意味である。つまり、陰謀を想定することは、背後にストーリーを読み込むことなのだ。そのストーリーに有害な人工物を摂取させようとする巨大権力を登場させることで、言説の主体は非商業性どころか、自己犠牲をも演出することができる。そして、この巨大権力のところに、巨大企業や政府、資本主義体制を入れれば、反資本主義の思想とほぼ重なるものが出来上がってしまう。

新左翼運動そのものが陰謀論的であったと言いたいわけではない。ここで主張したいのは、自身の置かれた状況について説明してくれるストーリーを求めるのが人の常であるということだ。かつてチャールズ・ライト・ミルズは名著『社会学的想像力』の冒頭で次のように述べている。

> こんにち、自分の私的生活は罠の連なりなのではないかという感覚に、人はしばしば囚われる。彼らは、日常的な世界のなかだけでは自分たちの問題を解決できないと感じている。（中略）たとえ漠然としたものであっても、自分の手が届く範囲を超えるような企みや脅威に気づけば気づくほど、ますます罠にはめられたように感じるようになっていく［Mills 1959: 15］。

自身の置かれている状況に対して漠然とした不安や不満を抱き、その曖昧な状況に何らかの説明をつけたいという欲求こそが、陰謀論やデマを生む［佐藤 2019］。「自然」というキーワードは、その信奉者から見て信用ならない人為的な社会構造の対極にあるアイコンとして機能してきたのではないだろうか。

おわりに——不自然な「自然」——

最後にこうした状況が生まれてきた原因について、本章が扱ってきた自然という言葉の成立事情にも言及しつつ、考察しておきたい。

前述したように、少なくとも70年代以降、自然には反資本主義的＝人為から離れた純粋性というイメージがこめられてきたし、現代に生きる私たちにとってもそれはさほど違和感がない。しかし、歴史的に見れば「人為から離れた純粋な自然」という概念は、実のところここ半世紀ほどの間に無意識に生み出された比較的新しい意味である可能性がある。どういうことか。

翻訳家の柳父章は『翻訳語成立事情』において「Nature」の訳語として自然が採用された明治期の混乱について論じ、そこから自然に込められた微妙に異なる三つの意味を明らかにしている。柳父によれば、「Nature」と旧来の日本語における「自然」の共通点は人為と対立する点にあった。ただし、そこで前提とされる自然と人間の関係が異なっている。前者において、自然は手を加えるべきものであり、人間と自然は互いに補い合う関係にあった。ただし、「補い合う」ということは、人間と自然が別物として区別されていることも意味している。

一方、後者において自然とは、単純に人為が加わらないという意味で用いられていた。現代で言えば、「わざとらしい（＝不自然）」の対義語として用いられる「自然な」という形容詞・副詞的な用語法がこれに近い。注意すべきは、こちらの用語法においては、人為と自然は対立するが、人間と自然の区別が判然としない点である。人間も自然の一部であり、そこに人為（＝わざとらしさ）が加わらない状態を肯定的な意味で自然と呼んでいたことが分かる。

柳父はこれらが併存することで、Nature の訳語の「人間と自然を区別して対置する要素」を受け入れつつ、それらを合わせて1つの「自然」としてあるがままを肯定していく第三の意味が生じてきたとする［柳父 1982: 127–148］。

重要なのは、これらのいずれを見ても「人間からも人為から離れた純粋な自然」という意味が見いだせないことだ。この概念は間違いなく、人間と自然を区別している。そうでありながら、それに手を加えることを良しとせず、さりとて、人為も含めたあるがままを肯定するわけでもない。不自然なまでに純粋な自然を志向するその語法には現代人の「純粋性」への憧れが凝縮されている。

健康とは、大きく見れば公衆衛生の問題であり、純粋性とは「きれい」であることを構成する1つの概念である。そして人類は近代に入るまで、長らくそうした問題を宗教的、呪術的なものとして捉えてきた［Smith 2007］。その意味で、本章で焦点をあてた食における自然は、科学的にも社会的にも「きれい」でありたいと願う現代人の「信仰」の対象であると言えるのかもしれない。

注

（1）厚生労働省「いわゆる『健康食品』のホームページ」(https://www.mhlw.go.jp/stf/seisakunitsuite/bunya/kenkou_iryou/shokuhin/hokenkinou/index.html、２０２４年６月26日閲覧)。

参考文献

〈邦文献〉

佐藤卓己［2019］『流言のメディア史』、岩波書店。

多田敦士［2007］「マスメディアのなかの「健康食品」――新聞記事の分析――」『龍谷大学大学院研究紀要社会学・社会福祉学』14、31－59。

福間良明［2017］『「働く青年」と教養の戦後史――「人生雑誌」と読者のゆくえ――』、筑摩書房。

柳父章［1982］『翻訳語成立事情』、岩波書店。

〈欧文献〉

Allport, G.W. and Postman, L.［1947］*The Psychology of Rumor*, Henry Holt and Company（南博訳『デマの心理学』岩波書店、２００８年）.

Mills, C. Wright.［1959］*The Sociological Imagination*, Oxford University Press（伊奈正人・中村好孝訳『社会学的想像力』筑摩書房、２０１７年）.

Smith, V.［2007］*Clean : A History of Personal Hygiene and Purity*, Oxford University Press（鈴木実佳訳『清潔の歴史――美・健康・衛生――』東洋書林、２０１０年）.

第4章

ぼくもわたしも作って食べる人

——「ヘルスリテラシー」をめぐるジェンダー問題——

石田　あゆう

はじめに

今や誰もが「ヘルスリテラシー」、つまり健康や食事をめぐる情報を「正しく」読み解く能力が求められるようになっている。しかしそれはどのようにして可能なのだろうか。

筆者は、中学時代を過ごした１９８０年代にソフトボール部に所属していたが、「部活動中は、水分をあまり摂取するな」との指導があったように思う。「思う」というのは直接言われたというわけではないように記憶しているためである。その内容は、水分を過剰に取ると練習で疲労がたまり（?）、結果として、集中力を欠いただらしない練習となり技能が身につかないなどというようなものであった。だが夏場の熱中症での死者数や、水分補給の大切さが知られるようになった今、かつての「常識」は危ういものであったとわかる。

このような部活動の様相は、指導教員の無知や、昭和という時代ゆえの非常識という懐古的な一言で看過されてしまうかもしれない。この個人的なエピソードは、顧問の教員をはじめ先輩後輩含め、その場で「正しいこと」として共有した情報が、後々そうではなかったことが「わかる」ということの一例である。私たちは世の正しさについて、社会的な常識やルールのみならず、周囲の身近な他者を観察し「自分の認識の正しさ」を確認するための参照軸としている。当時は、自分だけではなく周囲も水分摂取を抑制する傾向があったため、おかしいとも思わなかった。

ヘルスリテラシーという本書のテーマにおいて示したいのは、身近な人間関係においていかにもそれが「当たり前」であり、「正しいこと」であると思われていても、またその情報を共有していても、ひょっとするとそれは危うい側面を持っているかもしれないということである。日常的な健康やダイエット、はたまた美容や化粧、スポーツパフォーマンスの向上まで、「食事」をめぐって情報共有される実践は、私の部活動経験のように、ひょっとするとあなたのみならず周りの友人や知り合いの命を危機にさらしてしまっているかもしれない。だが、あまりにもそれが「当たり前に行うべきことだ」とされていれば、その「誤り」に気づかないままにその実践は続くことになる。

本章では、このヘルスリテラシーをめぐる問題について、ジェンダーの視点から考察する。ジェンダーとは、生物的・身体的な性別（sex）としての男女とは区分し、社会的に認識されているとくに「男女」の区分をめぐって生じる、文化的な性差（gender）のことをいう。一見、性別という違いによる身体的な区分によって生じていることのようであっても、しかしそれぞれの性別にふさわしい振る舞い方や「こうあるべき」というのは思い込みに過ぎない場合も多い。その認識の共有が飲食に関わる実践において、性別による違いを生じさせている可能性がある。われわれの食事をめぐる実践と問題は、周囲も認める「男らしさ／女らしさ」というジェンダー観のなかで生じているためである。

１「男らしさ」とヘルスリテラシー

２０１９年末あたりから確認され、その後世界中に拡大していった新型コロナウイルス（COVID-19）の感染拡大を憶えているだろうか。日本でもその感染拡大防止のための緊急措置がとられ、多くの人たちが外出自粛を余儀なくされた。予防のためのワクチン接種がはじまって半年あまりだった２０２１年10月にあって、日本でもその感染による重症患者や死者の増加がニュースとなっていた。その１つ「（新型コロナ）働き盛りの死者、８割が男性　肥満や糖尿、ストレス影響も」との見出しで、『朝日新聞』２０２１年10月10日（朝刊）に掲載された記事は、次のように始まる。(1)

「若い人でECMO（エクモ）（体外式膜型人工肺）や人工呼吸器をつける患者は、圧倒的に男性が多い」
そう話すのは、昭和大学病院（東京）の相良博典病院長だ。同病院では昨年2月からコロナ患者６２８人が入院。第５波の７〜９月には計１９５人を受け入れたという。
第５波で目立ったのは40〜50代男性の重症化だ。糖尿病や高血圧を抱えていたり、体格指数（ＢＭＩ）が肥満を示す25を大きく超えていたりする患者も少なくなかったという。

今やこのような入院患者のニュースを目にすることはすでになく、過去のものとなっている。しかしこの記事は、ジェンダー社会学（男性論）の伊藤公雄へのインタビューを行い、社会に根強く残る食事をめぐる男性規範を問題視した。伊藤は「強く、たくましくあることが求められ、健康に配慮しないで我慢するカルチャー」が男性文化として存在しているために、幼少期にジェンダーの役割を押しつけられることの弊害があり「料理や洗濯に子どもの頃から関われるようにすることが必要。生活の力を身につける中で、自分の身体にも目配りするようになるのでは」と指摘した（前掲『朝日新聞』）。

この取材をした『朝日新聞』東京社会部・関口佳代子は、「50代以下のコロナ死者は男性が８割　食生活は「自己責任」なのか――（取材考記）」《朝日新聞デジタル２０２１年11月13日》にて、健康をめぐる性差についての社会的背景について思い至ったことを記している。

ジャンクフードで空腹を満たす男性を見て、『簡単な料理をすればいいのに』と突き放していたからだ。食事に気を配る余裕を失い、自分の体を気遣わなくなる要因は社会や働く環境にもあり、「自己責任」では片付けられない背景があることに気づかされた。

「私作る人、ぼく食べる人」

かつて「私作る人、ぼく食べる人」とのセリフを使った、ハウス食品工業のラーメン「ハウスシャンメンしょうゆ味」のテレビ広告が世間で問題視されたことがあった。１９７５（昭和50）年のことである。放送されたのは、女性と子どもが「私作る人」と自称し、男性が「食べる人」と言った後、三人でラーメンをするといったものであったが、ハウス食品はこの批判を受けて、放映を中止するに至った。

性役割分業は、生まれながらの性別によって、異なる社会的役割や適性があるはずだとの規範意識に基づいている。このＣＭは、性役割分業の観点から批判されたわけだが、当時、その批判の声を上げたのは女性たちであった。当時、参議院議員で、戦前から女性の参政権をめぐって活動してきた市川房枝が主導した。「国際婦人年をきっかけとして行動を起こす女たちの会」とともに、「食事作りはいつも女性の仕事という印象を与え、男女の役割分担と固定化してしまうものだ」と抗議した。

市川房枝らが批判した「食事作りいつも女性の仕事という印象」を与えるどころか、実際当時の常識は、食事作りはいつも女性（主婦）の役割であったことから、何が問題なのかとも見なされていた。そのためハウス食品には「あのままでいい」との声も多数寄せられたとの報道もあった（『朝日新聞』１９７５年10月28日）。家事労働に専念している女性人口も多かったことから、ハウス食品のＣＭに対して、女性議員たちが行った抗議は、世間的には「少数者の声」に過ぎないと見なされていたことがわかる。しかし、少数であっても女性たちが声を上げ、批判を行ったことの意義は大きかった。その後、家族／家庭における女性役割をメディアが「ステレオタイプ」に描くことの問題を指摘した画期となったからである〔瀬知山 2020〕。

このＣＭは女性側の描き方を問題視したものであったことは間違いないが、今日からみれば、常に「食べる人」とされる男性側から批判することもできるだろう。先に指摘したように「生活習慣病」は不適切な食生活を要因とする。男性が「ぼく食べる人」という「役割」を「男らしさ」という規範に基づき、積極的に引き受けた結果、糖尿病や高血圧、肥満といったいわゆる生活習慣病を発症するリスクを負っているのではないか。

性役割分業に基づけば、男性を生活習慣病にさせるような、それは「作る側」、ないし「食べさせた」女性の側の問題となるかもしれない。もちろん日々の食事作りの担当者である食事管理者によって適切な食事が与えられることは、健康の維持管理に積極的な意味を持つ。それはこれまでも家庭内における母親や主婦といった女性が、なすべき「性役割」として引き受け、「ケア（家事育児看護介護）」の主たる担い手となってきたことで達成されてきた。しかし現代社会は、未婚化や晩婚化に加え、単身世帯が増加する傾向がある。自分の健康維持は、性別「ステレオタイプ」や性役割規範にとらわれず、誰もが日々の食事を意識し、「ぼくもわたしも」作る人／食べる人になることによって行われていく必要があるだろう。

2　「女らしさ」とヘルスリテラシー

では「つくる人」に問題はないのだろうか。女性と「食事作り」をめぐって生じている社会問題についてみてみよう。総務省統計局は「社会生活基本調査」において、日本人がどれくらいの時間を家事に費やしているのかの調査を実施している。

「令和3年社会生活基本調査」結果（図4-1）によると、一般的に1日あたりの家事関連時間（「家事」、「買い物」、「介護・看護」、「育児」の時間の合計のこと）は、男性が51分、女性が3時間24分であり、圧倒的に費やす時間が長いことがわかる。男女差はあるものの、２０２１年は、２０１６年から男性は7分増加し、女性は4分減少した。とくに家事関連時間が長くなる傾向にあるのが、６歳未満の子どもを持つ夫婦の世帯である。２０２１年の結果からは、夫が1時間54分であるのに対し、妻はなんと7時間28分となっている。

グラフによれば、男性の家事や育児時間は右肩上がりの傾向（増加）を示している。内閣府男女共同参画局が示した男性の育児休業の取得率も、２００７（平成19）年には1・59％に過ぎなかったのだが、２０２１（令和３）年には13・97％となっており、徐々にではあるものの、上昇傾向にある。日本の男性に対する育児休業制度は、世界的にみても評価が高く、同局の「我が国の育児休業制度は世界一!?:男性の育児休業の変遷と背景」（『男女共同参画白書

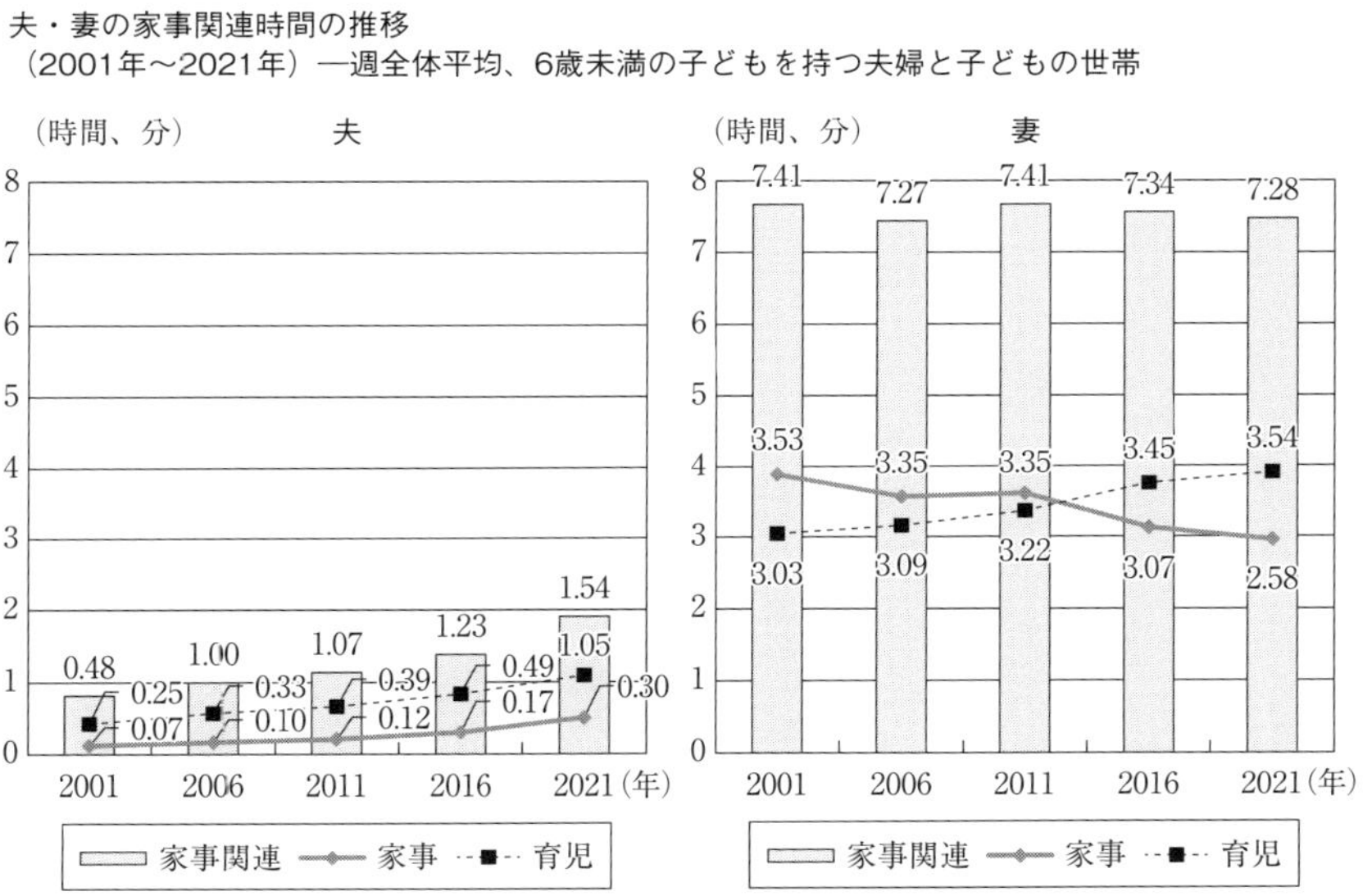

図4-1　「令和3年度社会生活基本調査」

出所）総務省統計局より。

令和5年版』）で指摘されている通りである。

しかしながらこの世帯の日本女性が費やす家事関連時間は国際的にみても圧倒的に長い。これは「6歳未満の子ども」がいるゆえに生じている長さと言えるのだろうか。確かに育児時間を差し引けば、7時間28分－3時間54分＝3時間34分となるため、平均的な女性の1日あたりの家事関連時間（3時間24分）に近づく。だが、6歳になっても子どもは生活においてまだ自立できるわけもなく、食事の世話は誰かに頼らざるえない。そこで注目したいのが、日本における「子どもの食事」をめぐるレシピ本の刊行の多さである。

子どもの健康を守る人

夫婦において生じる家事分担の差については、時間に余裕があるほうが多くを分担するという「時間的余裕説」、学歴や収入の多寡を考慮して稼ぎ手（とくに男性）が優先される「相対的資源仮説」といった説明がなされてきた。だが、夫と妻で同じだけ時間があり、収入に差がなくても「家事は妻（女性）がやるものだ」という性別役割態度を、男女がともに身につけているのではないかとの説明がある［筒井・竹内 2016］。「結婚しない」という選択肢もあるなかで、せっかく結婚し家庭を持つことを選んだ以上、その管理と維持の積極的な担い手となりたいという、女性側の理想的な結婚観を反映した意識とも言えるだろう。

家事の積極的な担い手となった女性たちは、今日では家事時間「マネジメント」を積極的に行っており、家事時間の長さでは測定できない「感覚的活動」を行っているという。他者（とくに子供）の生活・生存を支えるために、ただ食事をさせるというだけではなく、どんな食事をいつどこでどのように提供するのかまでも意識しているのである。認知労働（cognitive labor）とも呼ばれるが、他者が気持ちよく過ごせるように、その「ニーズの予測」、「ニーズを満たすための選択肢の識別」、「選択肢の中からの決断」、「結果のモニタリング」といった作業からなると定義される［Daminger 2019］。それは時に家事に埋め込まれた感情労働（emotional labor）の1つとしてジェンダー差となって現れ、とくに子供の食事や健康維持の担い手としての「あるべき母親像」となって浮かびあがってくる。

国立国会図書館の検索で「運動／食事」というキーワードで検索すると、かつてであれば登場するのは「糖尿病」や「骨粗しょう症」をめぐる生活改善や健康維持をめぐる図書が表示されることが一般的であった。つまり病の制御のための食事改善であり、適当な運動をめぐる「正しい情報」であった。しかし今日では子どもの運動と食事についての図書関連情報が数多く提示されるようになっている。スポーツに取り組む子どもとその成長にとって、今や栄養学やヘルスリテラシーが必要不可欠な情報となっているためである。

たとえば、農林水産省は、食育推進施策（平成27年度）を示し、そこで「ジュニアアスリートと食事問題」を指摘している。そこでは、「スポーツ栄養のプロフェッショナルが企画・運営するジュニアアスリートの保護者・指導者への食育～未来のトップアスリートのための体感型スポーツ栄養セミナー～　66」や、「事例 スーパー食育スクール事業「体に良い食事・運動で健康に！」～肥満傾向児出現率の低下を目指した取組～　74」、「事例 スーパー食育スクール事業食と健康～食生活を見直し、健康な体をつくる～　76」、「事例 スーパー食育スクール事業食育を通して体力の向上を図り、未来を担う活力ある人材を地域とともに育成する　78」、「事例「スポーツごはん塾」で未来のアスリート達への食育を推進　１１８」などが挙げられている。こうした事例研究からは、「食育」をキーワードに、子どもがアスリートを目指したり、逆に肥満の問題を抱えたりしないよう、「正しい食事」をめぐる情報が必要だと考えられていることがわかるが、ではその「正しい食事」を提供するのはいったい誰なのだろうか。

石川三知『トップアスリートになるための食事と栄養学：ベストな身体を作り勝利を目指す実践スポーツ栄養学！』（日本文芸社、２００４年）といったものから、稲山貴代、鈴木 久乃『アスリートのための食事ガイドブック』（埼玉県スポーツ科学委員会 監修 埼玉県体育協会、２００２年）、日本体育協会『ジュニア選手の食事と栄養：しっかり食べてアスリートをめざせ！』（２００３年）、石川三知、阿部 菜奈子『最新版 スポーツ選手のための食事 ４００レシピ：小学生・中高生・大学生～プロスポーツ選手まで』（GAKKEN SPORTS BOOKS、２０１５年）といった書籍からは、親子が一体となって「トップアスリート」を目指す取り組みであることが示される。専属の料理人がつくわけでないことを考えれば、競技者の子供を食事作りから支えるジェンダーとしての女性（母親）が想定されていよう。

決してスポーツ選手としての高見を目指すわけでなくても、育児に積極的にかかわろうとすれば、こうした子育てをめぐる「ヘルスリテラシー」が新たな性役割規範となり、「女性」側の家事負担の増加となっている可能性がある。それが家庭や子どもを持つ女性たちを「落ち込ませている」要因となっているとの指摘もある。

共働き世帯が増えるなか女性たちに「仕事と子育ての両立」についてのインタビュー調査行った額賀美紗子と藤田結子は、「全然両立なんてできてないんですけど……」と申し訳なさそうにつぶやいた女性たちの様相をまとめている。日本社会での仕事と母親業の両方が「女性にとっていかに困難な営みであるかを深く知ることになった」と述べた（額賀・藤田 2022: 214）。

この調査には食事の用意をめぐる内容（第6章「愛情料理は誰のため」）が含まれている。「こどもの健康がやっぱり一番」とのある女性の回答が象徴的に示すように、料理が母親の愛情表現となっており、食事をめぐる「子ども中心主義」の傾向があることが指摘されている。インタビューでは食事作りを積極的に引き受ける理由として「母親となったこと」があがってくるという。加えて父親であり夫である男性側の家事スキルの欠如を挙げる者もいた（額賀・藤田 2022）。そこに育児における「ヘルスリテラシー」が新たなジェンダー規範となっているとともに、そうした「ヘルスリテラシー」に疎い男性＝父親の様相を見出すこともできるだろう。

おわりに

ジェンダーの観点から今日の食事をめぐっての落とし穴をみてきた。「男性」には「男らしい」食事のリスクや、自らをケアする意識の欠如があり、一方の「女性」では、母親役割としてのジェンダー規範が料理実践の負担増を招き、「ワークライフバランス」を危うくさせている可能性がある。

日常の食事、ひいては料理実践は万人にとって必要なスキルや知識と見なされてこなかった。非日常の食事に関わるプロの料理人には男性が多く、一方で家政や家庭料理は女性が身につけるもの、結婚して母親となるためのスキルとされたように、このテーマはジェンダー化されてきた。今日でも人の一生に関わる「食事」と、それに関わるヘルスリテラシーというテーマは、誰もが関わるべきもの、知るべきものとはなっていない現状がある。

結局のところ、ジェンダーにとらわれず自分のライフスタイル、年齢、健康状態、趣味嗜好や、加えて経済力や近隣で手に入りやすい食材の有無といった買い物環境等に応じ、何を作り食べるかは自分自身で判断、実践するしかない。子どもの頃から、誰もが実践可能な、ある程度の栄養学的な知識や効率的な料理技術を「ヘルスリテラシー」として身につける必要がある。リテラシーとは、もともと子どもの頃からの教育を通じ段階的な身につけていく読み書き能力のことを指す。一人ひとりが「正しい」食事についての「ヘルスリテラシー」を高めるための手立ては、性別にとらわれることなく、また誰かに依存してしまうことなく、地道に学び探求し、身につけていくしかないのである。

注

（1）コロナワクチンの接種経緯について。２０２１年2月14日にファイザー製の新型コロナワクチン（以下、ワクチン）が製造販売承認された。2月17日から医療従事者等を対象に予防接種法に基づく臨時接種が開始。4月12日からは高齢者等への接種が始まり、6月1日から接種対象年齢が「16歳以上」から「12歳以上」に変更となった。こうした経緯については国立感染症研究所「新型コロナワクチンについて」（２０２１年８月５日現在、掲載日：２０２１年８月13日）https://www.niid.go.jp/niid/ja/diseases/ka/corona-virus/2019-ncov/2484-idsc/10569-covid19-53.html（２０２４年7月閲覧）を参照。

参考文献

〈邦文献〉

瀬地山角［2020］『炎上ＣＭでよみとくジェンダー論』光文社（光文社新書）。

筒井淳也・竹内麻貴［2016］「家事分担研究の課題――公平の視点から効果の視点へ――」『家事経済研究』１０９、13－25。

額賀美紗子・藤田結子［2022］『働く母親と階層化――仕事、家庭教育、食事をめぐるジレンマ――』勁草書房。

〈欧文献〉

Daminger.A.［2019］"The Cognitive Dimension of Household Labor," *American Sociological Review*, 84(4), 609-633.

〈ウェブサイト〉

総務省統計局「令和３年社会生活基本調査」(https://www.stat.go.jp/data/shakai/2021/index.html, ２０２４年７月閲覧)。

男女共同参画局「男女共同参画白書 令和５年版 全体版（HTML 形式）」(https://www.gender.go.jp/about_danjo/whitepaper/r05/zentai/index.html, ２０２４年７月閲覧)。

NIID　国立感染症研究所「新型コロナウイルス感染症（COVID-19）関連情報」(https://www.niid.go.jp/niid/ja/diseases/ka/corona-virus/covid-19.html, ２０２４年７月閲覧)。

第５章

ゲームで健康になる

――健康管理の娯楽化をめぐる一考察――

木島 由晶

はじめに

ゲームはかつて健康の敵だった。「ゲームばかりしていると目が悪くなる」「運動不足になる」などの批判が典型だが、身体の被害に限らない。むしろ問題とみなされたのは精神の被害で、「現実と空想の区別がつかなくなる」「暴力的なゲームをしていると本人も暴力的になる」などの批判もよく聞かれた。この手の批判のパターンが出揃うのは１９８０年代から90年代にかけてのことだった［木島 2007: 119］。それはコンピュータゲーム[1]が日本の文化に溶け込むまでの期間だったとも言える。

もっとも、ゲームを健康の敵とみなす風潮は、今でも根強く存在する。たとえば世界保健機構（ＷＨＯ）は２０１９年にゲームのやり過ぎで日常生活が困難になる「ゲーム障害」を国際疾病として正式に認定した。日本では香川県が２０２０年にゲーム規制条例を施行し、18歳未満の「子ども」に対してゲームは平日１日60分までとし、午後10時以降はゲームを禁止にするなどの制限を盛り込んで話題になった。

けれども今日では、ゲームを健康被害の引き金として否定的に捉えるばかりではなく、健康増進のツールとして積極的に味方につける動きも活発である。これはヘルスリテラシーを高めるツールとしてゲームが活用されはじめたことを意味するだろう。そこで本章では、ゲームが肯定的に語られるようになるまでの経緯を概観したのちに、その延長線上で登場してきた健康管理のゲームについて考察を加えたい。

1　ファミコンとDSのあいだ

(1) ゲーム文化の黎明期と成熟期

ゲームを健康管理に役立てようとする動きはどのようにして生じたのか。ここでは考察を導く糸口として、任天堂が発売した2つの家庭用ゲーム機、「ファミリーコンピュータ」（以下、ファミコン）と「Nintendo DS」（以下、DS）を対比しつつ考えたい。

時代状況から確認しよう。まず1983年の7月に発売されたファミコンは、コンピュータゲームの文化を私たちの日常に定着させたゲーム機として知られる。ただしそれまでにもゲームが流行することは幾度かあった。なかでもタイトーの業務用ゲーム機「スペースインベーダー」（1978年）の流行はすさまじく、ゲームをプレイするために日本中で大量の100円玉が使用され、結果的に硬貨が不足する前代未聞の社会現象に発展したとされる。(2)ただしそれらの流行は1年ほどで収束したのに対して、ファミコンは現在にまで続く家庭用ゲームの市場を確立させた点で画期的だった。好循環を生んだ一因は、ゲームのハード（ゲーム機）とソフトを別々に売り、1つのソフトに飽きたら別のソフトを遊べる仕組みにあり、その仕組みは以後のゲーム機にも受け継がれていく。

一方、２００４年12月に発売されたNintendo DSは、「ゲーム人口の拡大」をコンセプトに開発されたゲーム機である［井上 2009: 18］。同年12月にSONYが「プレイステーションポータブル」（ＰＳＰ）を発売したことからわかるように、このころの家庭用ゲーム機はすでにクリスマス商戦の目玉商品になるほどの人気を誇っており、電機メーカーだったSONYが本腰を入れて取り組むほどのハイテクな娯楽になっていた。

しかし裏を返せばそれは、すでにゲームがマニアックな遊びになっていたことを意味する。事実ＰＳＰは、高性能なグラフィック機能と高精細な液晶を搭載して、最先端のゲーム機を持ち歩けるようにしたことが売りだった。対してＤＳは、性能の高さよりも、とっつきやすさを売りにした。つまり液晶画面を本体の上下に備え、下の画面は指やペンでさわれるタッチスクリーンにして、手書きのメモ帳を持ち運ぶような手軽さを印象付けたのだった。

⑵ ファミコン発売時のゲームの特徴

このように、２つのゲーム機が発売された時代状況は大きく異なる。**表５－１**は、それぞれのゲーム機が発売されたころに任天堂が発売したゲームソフトのタイトル（名前）を並べたものだ。[3] では、表の左と右を見比べてみると、いったい何に気づくだろうか。

まず表の左側、ファミコン発売時の①～⑨のタイトルを眺めて気づくことの１つ目は、実在するゲームや競技をコンピュータ化していることである。④の『五目並べ　連珠』と⑤の『麻雀』は、定番のテーブルゲームをコンピュータ化したものだし、⑧の『ベースボール』は、国民的な競技スポーツである野球の楽しみをコンピュータ上に再現したものだ。

次に気づくのは、キャラクターもののゲームが目立つことである。③の『ポパイ』はアメリカの人気漫画のキャ

表 5-1　ファミコンと DS の発売当初のソフトの比較

ファミリーコンピュータ		Nintendo DS	
ゲームタイトル	発売年月日	ゲームタイトル	発売年月日
① ドンキーコング	1983/7/15	❶ エレクトロプランクトン	2005/4/7
② ドンキーコング JR.	1983/7/15	❷ nintendogs	2005/4/21
③ ポパイ	1983/7/15	❸ 脳を鍛える大人の DS トレーニング	2005/5/19
④ 五目ならべ 連珠	1983/8/27	❹ DS 楽引辞典	2005/6/16
⑤ 麻雀	1983/8/27	❺ やわらかあたま塾	2005/6/30
⑥ マリオブラザーズ	1983/9/9	❻ だれでもアソビ大全	2005/11/3
⑦ ポパイの英語遊び	1983/11/22	❼ 大人の DS ゴルフ	2005/11/10
⑧ ベースボール	1983/12/7	❽ もっと脳を鍛える大人の DS トレーニング	2005/12/29
⑨ ドンキーコング JR. の算数遊び	1983/12/12		

出所）筆者作成。

ラクターが、①②の『ドンキーコング』『JR.』と⑥の『マリオブラザーズ』は任天堂が自社で生み出したキャラクターが使用されている。ちなみに内容はどれも、障害物を避けてゴールに向かうステージクリア型のアクションゲームである（このころのゲームに遊びの幅は少なかった）。

最後に気づくのは、それらの人気キャラクターを使った知育ゲームが販売されていることだ。⑦の『ポパイの英語遊び』と⑨『ドンキーコングJR．の算数遊び』はいずれも、子どもに人気のキャラクターを主人公にして、楽しく勉強ができることを売りにしていた。カイヨワなどの遊び論の古典をひもとくと［Caillois 1967］、遊びは本来何の役にも立たないところに特徴があると指摘されている。とはいえ今日の消費社会において、何の役にも立たないものを商品としておもちゃ屋に置くことは難しい。主要な顧客とみなされていた小学生とその親にとっては、学校の勉強に役立つ（という言い訳になる）ことが重要だったのだろう。

(3) ＤＳ発売時のゲームの特徴

それでは今後は、表の右側にみられる特徴を確認しよう。ＤＳ発売時の❶〜❽のタイトルを眺めて気づくことの１つ目は、先と同様に、実在する競技をコンピュータ化していることである。つまり、❻の『だれでもアソビ大全』(4)はテーブルゲームの詰め合わせだし、❼の『大人のＤＳゴルフ』は、ゴルフの楽しみをコンピュータ上で再現するように努めている。すぐに気づくとおり、この種のソフトが定番化しやすいのは、ルールがすでに世界中で周知されており、新たにルールを覚える必要がないからである。

次に気づくのは、ゲームらしくないものも売られていることだ。❶の『エレクトロプランクトン』は、画面をただよう電子プランクトンをタッチすると癒されるアート作品で、❷の『nintendogs』はバーチャルペットの飼育ソフトである。❹の『ＤＳ楽引辞典』は英和・和英・国語の３つの辞典が収録されている。コンピュータゲームといえば通常、(1)敵のキャラクターが存在し、(2)明確な目標が設定されている点に特徴があるが〔木島 2011: 71〕、それらに該当しない点で、❶❹❻はツールやアプリと呼ぶほうがふさわしいように思える。

最後に気づくのは、大人、とくにお年寄りを対象にした知育ゲームが販売されていることだ。❸と❽の『脳を鍛える大人のＤＳトレーニング』(脳トレ)とその続編、および⑤の『やわらかあたま塾』は、簡単なパズルや計算問題に答えて脳を活性化させようというものだ。これらはもともと数独やナンクロ(ナンバークロスワードパズル)のように、書籍や雑誌の形で売られていたり、テレビのクイズ番組で問題にされたりしていたものをコンピュータ化したと言えるだろう。

2　ゲームとゲーム以外の境界侵犯

(1) ゲームの定義の拡張

以上、1980年代のファミコンと、2000年代のDSのソフトを比べてみた。ここからわかるのは、ゲームの文化が万人に楽しまれるようになるまでに、思いのほか時間がかかっているということである。

もともと任天堂は、家庭用ゲームに参入した時点で、老若男女が楽しめるゲームを目指していた。それは「ファミリーコンピュータ」という名称からもうかがえる。ただしその理想は、ファミコンが流行する1980年代には実現していたとはいいがたい。というのも、『ベースボール』や『麻雀』が示唆するとおり、当時のゲームは男性向けの印象が強く、また『ポパイ』や『ドンキーコング』が示唆するとおり、子ども向けの印象が強かったからである。メディアの言説においても、このころゲームを好意的に受け止めていたのは「新人類」と呼ばれる若年層が中心で、中高年層との世代間ギャップが強調されていた(5)［木島 2018: 56］。

それに対して、2000年代の任天堂がDSを起点に成功させたのは、ゲームを老若男女に解放したことだった。ライターの多根清志の表現を借りると、DSはまず『nintendogs』で若い女性を、そして『脳トレ』でシニア層を取り込んで、男性向けで子ども向けという従来の印象を払拭することに成功した［多根 2008］。それは言い換えると、従来ゲームとみなされなかったものを売り出すことで、ゲームに縁のない人たちをゲーム機に触れさせたということでもある。つまり、任天堂が目指したゲーム人口の拡大は、ゲームの定義を拡張することで可能になったのである。

⑵ ゲームの手法の応用

ただし私たちは注意しなければならない。どんなにゲームの開発や宣伝が上手くいったからといって、それだけでゲームに興味がなかったはずの女性やお年寄りがゲームに触れるようになるのだろうか。つまり、この時期に成功したゲーム人口の拡張は、本当に任天堂の努力だけで成し遂げられたと言えるのか。

そうではあるまい。むしろそこには、任天堂の戦略を後押しする、別の力学がはたらいていたと考えるほうが自然である。ならばそれはどのような力学なのか。ここで想像されるのは、任天堂が行ったこととは逆向きのベクトルだろう。つまり、ペットの飼育やボケ防止のように、ゲームとみなされなかったものをゲームの範疇に取り入れるのではなく、反対にゲームの範疇とみなされていたものをゲーム以外の領域に応用していく方向性である。

たとえばそれは、くら寿司が提供している「ビッくらポン」と呼ばれるサービスに象徴される。[6]「ビッくらポン」とは、簡単に言うと、回転寿司のお皿の清算方法にカプセルトイの仕組みを応用したものだ。客は自分たちが食べ終えた皿５枚ごとにガチャガチャのようなゲームに挑戦できる。この５枚ごとというのが絶妙で、客はゲームがしたくてつい５の倍数までお寿司を食べてしまう。当たりが出るとオリジナルグッズがもらえるが、グッズにはいくつか種類があり、自分のほしいものが当たるとは限らない。そのため客は、お気に入りのグッズを手に入れるまで何度もくら寿司を訪れることになる。そういう仕掛けである。

ライターの橋長初代によると、くら寿司は自動回収した皿の枚数に応じてゲームを楽しめるこの「ビッくらポン」の仕組みを２０００年の10月に初めて導入した。以後、この仕組みは好評をもって迎えられ続けた。近年ではコロナ禍であったにもかかわらず、人気アニメ『鬼滅の刃』とのコラボ企画も相まって、２０２１年10月期の国内売上高は過去最高を更新したという。[7]

このように、本来は退屈なはずの作業を面白くするうえで、ゲームの手法は効果的である。この事例をふまえて指摘したいのは次のようなことだ。すなわち、「ビックらポン」が示唆しているとおり、今日の私たちは、たとえばお寿司を食べにいくような日常行為のなかにも、すでにゲーム的な要素が含まれる環境で暮らしている。たとえゲームに関心がない人でも、知らないうちにゲームの発想に馴染んでいく。こうした状況が間接的に後押しして、お年寄りや若い女性にまでゲーム人口が拡大したと考えられるのである。

(3) ゲームの善玉論が加速していく仕組み

さらに考察を続けよう。この「ビックらポン」にみられるように、ゲームの手法をゲーム以外に応用する発想は、2010年代にゲーミフィケーション（gamification）という呼称で広まるようになる［井上 2012］。つまりそれは、ゲームの力で売り上げが伸びるはずだという信念のもとに、マーケティングの分野で注目されていく。

もっとも、この概念が流行する以前にも、ゲームに関心のある人々の間ではそれと似た概念は用いられていた。たとえば、バラエティ番組のような娯楽に教育的要素を含めることで、世界の歴史や野生動物の生態について楽しく学べるという意味のエデュテインメント（edutainment）や、貧困のような社会問題や医療や教育といったまじめなテーマをコンピュータゲーム化するという意味のシリアスゲーム（serious game）の概念がそれである。

つまり、娯楽の力を真面目な分野に応用する発想は、とり立ててめずらしいものではない。しかし今に近づくほどその言葉に信ぴょう性が生まれているとすれば、おそらくその一因は、「ゲームは子どものもの」という印象が薄れ、多くの人がゲームのもつ可能性に着目できるようになったからだろう。つまり、ゲーミフィケーションのような概念が説得力をもつようになったのは、（ゲームを小馬鹿にしていた人たちにまで）ゲームのもつ力が「正しく」認識されるようになったからではないだろうか。

以上をまとめると、**図５-１**のようになる。すなわち、２０００年代から目立ってきた動きは、一方では従来ゲームとみなされなかったものにゲームの定義を拡張していく動きであり、他方ではゲームの手法をゲーム以外のものに応用していく動きである。これらは互いを参照しあう形で影響を与えながら、ゲームのやり過ぎで心身が疲弊するといった悪玉論とは別の言説の流れを構成している。ひとまずはこのように整理することができるだろう。

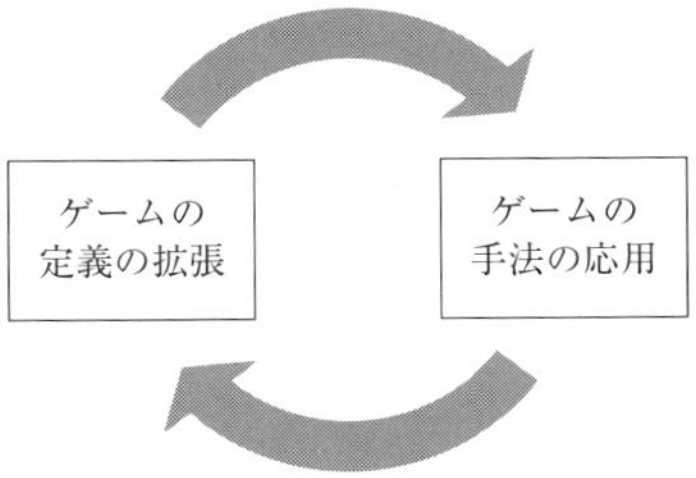

図 5-1　ゲームの善玉論を加速させるループ

出所）筆者作成。

3　ゲームで健康を管理する時代へ

では、以上のような好循環のループの延長線上に、今日のゲームの文化はどのように位置付けられるだろうか。

先にみたとおり、２０００年代の任天堂は、ゲームとみなされなかったものをゲームの領域に取り込む戦略で成功をおさめた。健康管理をゲーム化する意味では、体重計のような台に乗ってヨガなどを実践するゲームの『Wii Fit』（２００７年）が有名である。また、その続編的な位置付けにある『リングフィットアドベンチャー』（２０１９年）も人気を獲得した。自宅のゲーム機でフィットネスをする習慣は、今やすっかり私たちの日常に浸透している。

だが２０１０年代以降の流れは、むしろゲーム機以外のところで進んだ。今日の私たちは、モバイル化とユビキタス化が進んだ社会に生きている。モバイル化とは、スマートフォン（スマホ）のような情報端末をどこにでも持ち運べる状況をさし、ユビキタス化とは、あらゆるところでインターネット回線につながれる状況をさす。こうした状況が日本社会に普及しはじめたのは１９９０年代で、そこから約30年の歳月を経て、人々は移動しながら娯楽に触れ、仕事ができる環境を手に入れたのだった。当然、私たちの健康を集中的に管理しているのも、スマホのようなデジタル端末と、それに付随するアプリである。

さらに近年では、そうした端末を持ち運ぶだけでなく、身につける動きもさかんである。電話に情報端末の機能を持たせたスマホは２０１０年代に一気に世界中に浸透した。いまでは時計にそうした機能を持たせたスマートウォッチや、眼鏡にその機能を持たせたスマートグラスが人気を集めている。ほかにも指輪や靴など、身につけるものならなんでもウェアラブル端末として利用されつつある。

このポータブル（持ち運ぶ）からウェアラブル（身につける）への移行を象徴するゲームのアプリが、『Pokémon GO』（２０１７年）と『Pokémon Sleep』（２０２３年）である。歩行のゲーム化である『Pokémon GO』は、携帯電話の位置登録情報を利用して、現実世界がゲームの舞台になる点に最大の特徴がある。自宅の近所から旅行先まで、あらゆる場所に登場するモンスターを捕まえて、他のプレイヤーたちと協力して陣取り合戦をしたり、共闘して強大なモンスターと闘ったりと、根強いファンに支持されている。

他方で、それと比べると『Pokémon Sleep』の方はゲームとしての特徴がわかりにくい。眠りをゲーム化したこのタイトルの特徴は、スリープテックで自分の睡眠を「見える化」し、睡眠リズムのととのった生活を楽しくサポートする点にある。すなわち、就寝前に枕元でこのアプリをセットすると、睡眠中に計測がなされる。睡眠時間はスコア化されてポイントに、睡眠の質は「うとうと」「すやすや」「ぐっすり」の３つにタイプ分けされる。ポケモンの「寝顔図鑑」を集めたり、仲間にして育てたりすることはできる。だが敵は登場しないし、他のプレイヤーとも交流しないし、やることも多くないから、一人でのんびり集計を続ける感じになる。けれども登場するポケモンが愛くるしいので、プレイヤーは気軽に睡眠管理とポケモンの収集・育成とを両立させることができるだろう。

社会学者の近森高明は、社会の近代化と睡眠について論じた著作のなかで、２０００年代以降の睡眠をめぐる語りがどのように変わってきたかに着目し、それを睡眠の「コントロール」志向から「マネージメント」志向へという言葉でまとめている。コントロール志向は、多くの睡眠時間をとることで人々の生活態度を規則正しく健康的なものへと「矯正」しようとする志向性をさし、マネジメント志向は、睡眠時間よりも睡眠の質を重視し、睡眠を可視化・数値化してとらえることで、睡眠をライフハック的に利用しようとする志向をさす。近森も述べるように、『Pokémon Sleep』にみられる睡眠をゲーム化する取り組みは、近年の睡眠言説を凝縮した特徴をもっている［近森 2024: 239-251］。だとすれば今後も、健康管理をゲーム化する取り組みはますます増加していくと考えられよう。

おわりに

本章ではゲームが健康の味方として語られる経緯を概観したのち、近年の健康管理ゲームについて若干の考察を行った。任天堂のゲームに着目すると、１９８０年代に男性や子どもが主要な顧客とみなされていたゲームは、２０００年代に女性やお年寄りもターゲットに含まれていく。また、このころからゲームの定義を拡張して従来ゲームとみなされなかったものをジャンルに取り込み、逆にゲームの手法をゲーム以外のビジネスに応用する動きが目立ちはじめる。こうした流れの延長線上に、歩行や睡眠をゲーム化するアプリが登場した。しかしそうは言うものの、ゲームは今でも「廃人」や「依存」のメタファーで語られやすい。とすればゲームは、今後もしばらく健康の敵／味方という、双方からのまなざしを注がれる娯楽であり続けるだろう。

付記

本章はJSPS科研費JP24K03619、ならびにJP24K03619の助成を受けたものである。

注

（1）欧米圏ではビデオゲーム（video game）という呼び名が一般的だが、本章ではコンピュータゲームという呼び名で統一する。
（2）1979年5月13日付けの日本経済新聞には「インベーダーゲーム、日銀が迎撃作戦。〝百円玉なくなる〟全国で3千万枚吸い込む」という見出しが踊っている。
（3）1983年に発売されたファミコン用のゲームソフトと、2005年に発売された「Touch! Generation!」シリーズのゲームソフトを一覧にしている。
（4）メジャーなトランプゲームからマイナーなボードゲームまで、42種類のテーブルゲームを収録したゲーム集で、こうしたゲーム集は今日でも定番ソフトの1つになっている。
（5）本論では論じないが、任天堂は2004年の12月にDSを発売してから2年後の2006年11月に、テレビに接続する据え置き型ゲーム機の「Wii」を発売する。Wiiの開発で任天堂がこだわったのは、家庭を切り盛りしゲームを毛嫌いしがちな母親からまずは嫌われないこと、つまり「お母さん至上主義」だったという［井上 2009: 58］。
（6）あるいは、スポーツ用品メーカーのNikeが提供しているアプリを考えてみてもよい。
（7）橋長初代［2022］「『売上高は過去最高に』くら寿司が名物ガチャ〝ビッくらポン！〟に異常な情熱を傾ける本当の理由――業界を牽引するイノベーターの誇り」PRESIDENT Online（https://president.jp/articles/-/55394?page=1, 2023年8月14日閲覧）。

参考文献

〈邦文献〉

井上明人［2012］『ゲーミフィケーション――〈ゲーム〉がビジネスを変える――』ＮＨＫ出版。

井上理［2009］『任天堂――〝驚き〟を生む方程式――』日本経済新聞出版。

木島由晶［2007］「ビデオゲームの現在――ゲームがもたらす遊びの功罪――」富田英典・南田勝也・辻泉編『デジタルメディア・トレーニング――情報化時代の社会学的思考法――』有斐閣。

――［2011］「ゲームでどこまで恋愛できるか」、土橋臣吾・南田勝也・辻泉編『デジタルメディアの社会学――問題を発見し、可能性を探る――』北樹出版。

――［2018］「ゲーム悪玉論の構図――ゲームはなぜ敵視され続けるのか――」、南出和余・木島由晶編『メディアの内と外を読み解く――大学におけるメディア教育実践――』せりか書房。

多根清史［2008］『日本を変えた10大ゲーム機』ソフトバンククリエイティブ。

近森高明［2024］「眠りのコントロールからマネジメントへ――２０００年代以降の睡眠言説――」近森高明・右田裕規編『夜更かしの社会史――安眠と不眠の日本近現代――』吉川弘文堂。

〈欧文献〉
Caillois, R.［1967］*Les jeux et les hommes*, Galimard（多田道太郎・塚崎幹夫訳『遊びと人間』講談社、１９９０年）.

第II部

スポーツの観点から

第6章　健康に対する身体活動や運動の効果

大西　史晃

はじめに

健康の定義は、世界保健機関によって「健康とは、単に病気や虚弱ではないということでなく、精神的、身体的および社会的に良好である状態」とされ、精神的、身体的および社会的という3つの観点の「健康」から成っている。この中では、精神的あるいは身体的に健康であるということは具体的なイメージが付き易い一方で、やや抽象的となる「社会的に健康であること」とは他者との関わり合いの中で自らの存在意義や居場所といったものを見出している状態を表すものといえる。

これについて、桝本［2000: 123-139］は「健康」の概念は時代の要請や人々の価値観によって変化すると言及し、アル・マタ宣言時代（1978年）での健康観とは「生命の量（疾病罹患率や平均寿命といった身体的健康）」、そしてヘルスプロモーションが提唱されたオタワ憲章時代（1986年）での健康観とは「目的ではなく資源（最大限活用して生きていく）」であったとしている。また、同報告内では「今まで科学が果たしてきた延命すなわち『生命の量』に対し，近年では『生命の質（Quality of Life: QOL）』が注目されている」とされ、前述の健康の定義のさらなる進展を示唆している。

このように、健康という言葉の主観的な側面には多様な解釈や含みが存在しているが、3つの各健康がもつ客観的な相互関連についての報告も存在する。高嶋・高城・星［2012: 19-29］による60歳以上を対象に各健康に対する10年間での意識の変化を調査した研究からは「身体的健康や社会的健康の維持によるその後の健康を保持できるとするモデルよりも、精神的健康の維持がその後の身体的健康を維持し、社会的健康の維持につながるモデルの適合度が高いこと」が明らかになり、個人が前向きに生きることができる支援を創造していくことが重要となる示唆が報告されている。この点では、自己効力感をつちかうといった個人の環境を整えることとともに、オタワ憲章で表された経済的あるいは政治的な因子といった社会全体で関わるべきいくつかの因子を整えることも重要と考えられる。前者は個人の変容を促す社会的認知の要素として時代の変遷とともにそのアプローチの方法が検討されており、後者に対してはヘルスプロモーションの5つのアクションとして「健全な公共政策を確立する」あるいは「地域活動を強化する」といったものがまとめられている［藤崎 1999: 178-186］。

本章では、健康を構成する観点の1つである身体的健康に焦点を当てる。前述の通り、精神的健康の維持が最も重要であると考えられるものの、身体的健康はその他2つの健康よりも客観的な測定が可能であり、科学的な検証がなされている領域が多いことで多くの個人にアプローチが可能である。身体的健康において、前述の健康の定義にあてはめた場合の「単に病気や虚弱ではないということでなく、良好である状態」に関わる重要な事項としては「身体活動と運動」、そしてその習慣によって培われる「体力」といったものが挙がる。これらがどのように日常に影響を与え、また培われていくかをみていくことにする。

1　身体活動量や運動量を確保するために

(1) 身体活動と運動

日常生活における身体活動量の確保や体力を養うことについて、いくつかの研究報告からは子ども年代に関する時代の変化が表れている。村瀬・落合［2007: 187-200］による3世代（子ども世代：小学生、親世代Ⅰ：20～30歳代、親世代Ⅱ：40～50歳代）を対象に遊びに関わる環境要因について調査した研究によると、「子ども世代は親世代と比較して外で遊ばない傾向が強くなっている」および「スポーツクラブに通う子どもの割合が親世代よりも増加している」と報告されている。

また、新本・山崎・三木［2013: 77-86］の都市部と地方の小学生を対象に身体活動や体力の比較から児童の体力向上を検討した調査において、「通学時間は都市部の児童が多い（男子児童では徒歩の通学時間が都市部の方が地方よりも長い）」、「都市部の児童は放課後や週末に運動を実施していないが地方の児童はしっかり行っている」および「体力テスト合計点については、男女とも有意な差は見られなかったが、都市部の小学校の得点平均値が地方の小学校に比べ高かった」といったこと等が報告されている。

一般的に地方の児童の方が通学時間は長いと思われがちであるが、調査では逆の結果となったことについては報告内で地方におけるスクールバスの活用が言及されており、気候変動や犯罪増加といった時代背景に合わせて現代の通学様式が変化していることが表れているのかもしれない。また、スポーツクラブの利用が増えることで専門的な運動指導を受けることや運動施設の利用ができることが可能となる。それは、空き地や公園といった中での自然遊びとは異なる効果を得られることにもなる。当然、専門職からの指導を受けることは正しい行動の選択を行う能力を培うことに良い影響を与えることになり、より優れたヘルスリテラシーの獲得にもつながるものと考えられる。このように、子どもにとって体力を養うことに関わる生活環境が現代と昔では変化していることがわかる。

ただし、そういった環境というのは個々の家庭の経済状況や居住エリアに大きく影響を受ける。小・中学生を対象とした調査では、「親の年収が直接子どもの体力に影響を与える可能性は高くはないが、ひとり親世帯で育つ場合や教育扶助を受けなくてはならないほど世帯所得がひっ迫している家庭に育つ子どもは、体力が低いこと」が報告されている［石原・富田・平出ほか・2015: 93–105］。同報告内の結果からは、ひとり親世帯における子どもの貧困と体力を結びつける最大の要因は「毎日の朝食の有無」とし、朝食を食べていないことが体力に影響を与えていることに言及されている。これに加え、教育扶助を受ける世帯については「比較的貧困ではあるものの貧困の度合いがそれほど強くはない家庭で育つ子どもは、体力が低下する可能性はあまり高くはない」および「貧しい家庭に育つ子どもの中でも一定の所得水準を超えてより家計がひっ迫した家庭で育つ子どもは、体力が低下する可能性が高くなること」の2点が言及されている。

一方で、全国でも低体力レベルにある県を対象とした体力・運動習慣等調査からは「運動部・スポーツクラブの加入状況は全国平均値より高いが、運動頻度は全国平均値より低いこと」が報告されており、専門職による指導を受けることができる環境があったとしてもそれによる十分な恩恵を受けていない可能性があることも示唆された［岩田・是石・小澤ほか 2014: 129–136］。このように、日常生活を基盤とした身体活動によって体力に変化が表れるということは、個人あるいは社会のいずれの問題としても広く知られておくべきことである。

⑵ 体　力

運動習慣によって獲得される「体力」については、これまでの研究によって健康との具体的な関連が明らかになっている。高齢者を対象に様々な能力や測定結果と寿命の関連を調査した研究からは、歩行速度が寿命と最も関連が深いものとされ、通常歩行速度の改善は死亡率を予測するという示唆が報告されている〔Hardy and Roumani et al. 2007: 1727-1734〕。また、同報告内では「歩行速度は全身持久力および機能性の状態と関連があることから、心血管系の健康状態や日常行動の遂行能力と関連している。」ということも付記されており、高い歩行能力は体力や身体機能の維持とともに交友や趣味といった社会活動の充実も可能にすると考えられる。

この一方で、高齢者を対象とした歩行能力向上のための運動教室の効果を検証した研究からは、約10週間経過後の対照群で有意な歩行速度の低下が確認されていることを報告しており、高齢者においては「体力向上のために運動を行った方が良い」ではなく「体力維持のために運動を行うべきである」ということが示唆されている〔大西・飯田・渡部ほか 2020: 59-65〕。なお、この報告内の介入群では介入期間後での測定においては歩行速度に有意な向上はみられなかったとし、その強度や量に関してはさらなる研究が必要となることに言及している。

あわせて、この報告内の介入群の平均年齢は73・7±3・8歳であり、それを踏まえると運動習慣を形成しようとする際に運動プログラムの負荷設定は非常に重要になると考えられる。65歳を迎えて「前期高齢者」という年齢上の区分に入った個人の体力に対しては自体重エクササイズでは負荷が不足している可能性があり、それよりも若い年齢層ではその傾向が顕著となると考えられる。これについては、運動習慣のない身体に負荷を掛けることに「慣れる」こと、高負荷エクササイズを安全に行うためのエクササイズテクニックを身に付けること、あるいは疲労を伴うことに対する精神的な抵抗力を獲得することといった理由で最初は低負荷エクササイズから実施していくことは推奨事項となるだろう。

ただし、前述の通り、身体レベルに対して本質的に十分なものとなる負荷設定とするのであれば、自体重エクササイズではなく負荷や抵抗を用いたレジスタンストレーニングの導入とその漸進が必要となるだろう。その点において、個人のヘルスリテラシーが求められるところとなるのは間違いないと考えられる。

この点について、興味深い報告が存在する。個人が運動習慣を開始する際の動向を調査した報告からは、男女ともに運動習慣の開始段階ではその後の習慣化が進む段階と比べて「自宅で行う人の割合が多い」、「自体重を用いたトレーニングを行う人の割合が多い」、そして「専門職からの指導を仰ぐのではなく自己流で行う人の割合が多い」とされている［Harada, Oka, and Shibata et al. 2008: 251-263］。これらのことからは、自分の身体的・能力的な見え方（「体脂肪が少ない」や「筋肉量が多い」といった身体的な見え方、「重い重量を挙上できる」や「複雑な身体操作ができる」といった能力的な見え方）に自信をもつことができてから次の専門的な一歩を踏み出す傾向があることがみえる。トレーニングプログラムにおけるエクササイズの選定や設定に関する伝統的あるいは非伝統的なアイデアは現代のネット社会において溢れており、個人で検索して自分なりの解釈で行動を起こすことも可能である。重要なことは、それらを適切に理解した上で選択し、活用する能力であり、それはまさに「ヘルスリテラシー」であるといえよう。

2　身体活動や運動が精神的健康に与える影響

前述の報告［高嶋・高城・星 2012: 19-29］にあるように、精神的健康を基盤に身体的健康や社会的健康の維持が可能となる構造は非常にわかりやすいものである。その一方で、運動そのものが精神状態に与える影響についてはあまり知られていない。

運動とメンタルヘルスに関する知見をまとめた報告では、いくつかの調査報告を示したうえで運動がもつうつ病および不安障害に対する低減効果等が言及されている［瀬藤・片桐・西上ほか 2018: 1-12］。これに加え、日本では根拠に乏しく検証段階であるとされているものの、欧米では運動がもつうつ病への「治療」としての効果に着目していることにも言及している。この点については、多くの人の間で「運動したら爽快な気分になった」や「気にしていたことがどうでも良いという気分になった」という経験はあるのではないだろうか。身体活動や運動といったものは基本的には経済的な負担が掛からない点で多くの人が活用しやすく、日本国内においても「治療法」としての効果の検証が待たれる。

さらにヒトではなくマウスを対象としたものであるが、運動と恐怖記憶の関連について興味深い報告が存在する。「７日間の自発的運動は海馬の神経新生と脳由来神経栄養因子（BDNF）を増加させ、恐怖記憶の忘却を促進させること」や「恐怖記憶の消去促進には運動による海馬神経新生や BDNF の増加が大きな影響を持つこと」といった報告が存在する［朴 2020: 59-63］。これらはマウスを対象とした結果であるがゆえにヒトへの適用が可能となるかはさらなる研究が必要となるが、運動による精神への効果とその適用の可能性を示唆する報告であるといえる。

このように、運動がもたらす精神へのポジティブな影響は精神的健康を良好に保つ上で着目すべきものである。運動は教育機関でも取り扱われており、また余暇活動としても多くの人が行っていることから一般認知を高めるアプローチを検討するにあたっては多くの選択肢が考えられる。子ども年代から運動に親しみ、運動が日常生活の一場面となることが適切な運動習慣を身に付けるためには重要となるだろう。

3　身体活動と運動が社会的健康に与える影響

前述の報告〔高嶋・高城・星 2012: 19-29〕にあるように年齢とともに精神的健康および身体的健康が低下することは避けられないが、社会的健康を維持することは可能である。また、60歳以上の年齢では10年間で「趣味の数が多い人が有意に増加した」と報告しており、退職などに伴う余暇時間の増加もあることも含め、人々は人間らしい探求心によって新たな興味を探したり既存の興味を深めたりするということがみえる。

また、高齢者の孤独死に関する報告では人生の質は「生活機能軸」と「生活幸せ軸」で表されており、前者は「身体的日常生活動作ＡＤＬ（食事や移動等）の自立（身体の自立）」および「手段的日常生活動作ＩＡＤＬ（金銭の管理、料理等）の自立（精神自立）」を要素とし、後者はいくつかの要素による「心の自立」でその中心は「スピリチュアリティの自立」とし「日常生活の人間関係について、自分だけの力でどれだけの自己決定がなされているか」が存在することが言及されている〔野尻 2015: 99-102〕。この点でも、「生活機能軸」を良い状態で維持するために身体活動および運動といったものが習慣として日常の中に存在していることがとても重要となる。

おわりに

ここまで、「健康」というキーワードに大きく関係する「身体的健康」について掘り下げてきた。「身体的健康」は「精神的健康」のような人々の行動を促すものでもなく、「社会的健康」のような人々が心を通わせた形といえるものでもないが、「行動し、思いを体現する」という点で人々の日常においてはやはり重要なものといえる。「身体的健康」を向上させるために必要となるものは端的に表現すると心変わりのきっかけや関わる他者といったものではなく、身体活動や運動を行うことによって得る身体への負荷刺激によって変化が得られるものであるといえる。そして、それは普遍的な生理学的観点を追求したものであり、社会をあげて体系的な環境づくりを進めていくことが可能なものであるともいえる。

また、前述の通り、「身体的健康」に関連する事項は科学的かつ客観的な根拠が多く報告されていることから個人のヘルスリテラシーによって如実にその行動後の結果が変わることも多い。だからこそ、「ヘルスリテラシー」という言葉が一般に浸透し、個人がその考えの下でより人生を豊かにできる選択肢をみつけることができる能力が身に付く社会を作っていくことが今後は求められるといえよう。

参考文献

〈邦文献〉

石原暢・富田有紀子・平出耕太・水野眞佐夫［2015］「日本の子どもにおける貧困と体力・運動能力の関係」『北海道大学大学院教育学研究院紀要』１２２、93‐１０５。

岩田大輝・是石直文・小澤治夫・都丸利幸・徐広孝・加藤勇之助［2014］「低体力レベルにある県の体力・運動習慣に関する基礎的研究」『湘南工科大学紀要』49(１)、１２9‐１３６。

大西史晃・飯田祐士・渡部一郎・佐藤裕務・広瀬統一［2020］「高齢者の歩行速度に対する自体重トレーニングの効果からみる歩行能力に関連する身体因子の検討」『日本アスレティックトレーニング学会誌』６(１)、59‐65。

瀬藤乃理子・片桐祥雅・西上智彦・中尾和久［2018］「メンタルヘルスに対する運動の介入効果に関する近年の知見」『甲南女子大学研

究紀要看護学・リハビリテーション学編』12、1-12。

高嶋伸子・高城智圭・星旦二［2012］「地方都市の在宅高齢者における健康3要因の経年変化とその因果構造」『日本健康教育学会誌』20（1）、19-29。

新本惣一朗・山崎昌廣・三木由美子［2013］「児童の体力と生活様式の関係」『日本生理人類学会誌』18（2）、77-86。

野尻雅美［2015］「高齢者の孤独死と満足死、『一人』と『ひとり』からの考察」『日本健康医療学会雑誌』24（2）、99-102。

朴鍾赫［2020］「自発的運動は海馬のドーパミンを増加させて恐怖記憶の消去を引き起こすか否か」『ストレス科学研究』35、59-63。

藤崎清道［1999］「ヘルスプロモーションの概念と今日的意義」*J. Natl. Inst. Public Health*, 48（3）、178-186。

桝本妙子［2000］「『健康』概念に関する一考察」『立命館産業社会論集』36（1）、123-139。

村瀬浩二・落合優［2007］「子どもの遊びを取り巻く環境とその促進要因」『体育学研究』52、187-200。


〈欧文献〉

Hardy, S.E., Perera, S., Roumani, Y.F., Chandler, J.M., and Studenski, S.A.［2007］"Improvement in Usual Gait Speed Predicts Better Survival in Older Adults," *Journal of the American Geriatrics Society*, 55, 1727-1734.
Harada K., Oka K., Shibata A., Ota A., Okada J., Nakamura Y.［2008］"Factors associated with the stages of change for strength training behavior," *International Journal of Sport and Health Science*, 6, 251-263.

第7章 ヘルスプロモーションと健康教育

松元　隆秀

はじめに

今、あなたは健康ですか。その問いに「はい」と答えることができるだろうか。これは、多くの人々が日々の生活の中で自問することである。はたして自分は現在、健康なのか。そして、この健康な状態を未来にわたって維持することは可能なのか。１つ確かなことは、健康を維持・増進するためには、自身がそのコントロールを握る必要があるということである。

1　ヘルスプロモーション

(1) ヘルスプロモーションの考え方

本章では、「ヘルスプロモーション」について学修する。ヘルスプロモーションとは、１９８６年にＷＨＯ（世界保健機関）がカナダのオタワで開催した第１回ヘルスプロモーション会議において提唱された新しい概念である。

そこで、ヘルスプロモーションは「個人とコミュニティが健康の決定要因をコントロールし、改善することができるようにするプロセスであると定義された」［Nutbeam 1986］。藤崎［1999］は、このオタワ憲章の原文を解釈し、ヘルスプロモーションについて以下のようにまとめている。「①個人の技術を向上させる（Develop personal skills）、②地域活動を強化する（Strengthen community action）、③支援的な環境を創造する（Create supportive environments）、④ヘルスサービスの内容を刷新する（Reorient health services）、⑤健全な公共政策を確立する（Build healthy public policy）」。

これらを達成するためには、ライフステージごとの健康問題や慢性疾患への対処が重要である。また地域活動では、住民が自主的に健康問題に取り組むことと、コミュニティのエンパワーメントが求められる。支援的な環境を整え、機会と資源の公平を確保することで、人々が健康に対する潜在能力を最大限に発揮できるようにする。ヘルスサービスの刷新には、関係者の協力、保健セクターの役割拡大、文化的ニーズの考慮が含まれる。以前は健康は個人の努力に依存していたが、ヘルスプロモーションの推進により、健康は周囲の支援と共に築くものへと変化していったのである［藤崎 1999: 178–186］。

⑵ ヘルスプロモーションの取り組み事例

兵庫県養父市は、高齢化率が35・3％という課題に直面している。しかし、「健康で安心して暮らせるまちづくり」を目指し、ヘルスプロモーションを推進している。市では、市民向けに「介護予防サポーター」の養成を行い、地域包括支援センターのスタッフが年に一度、１５０余りの行政区を巡回して健康教育の一環としてフレイル予防教室を通じて一次予防活動を強化している。フレイルとは、主に高齢者に見られる身体的な弱さや虚弱な状態を指し、筋力や持久力の低下、バランスや歩行能力の低下、身体機能の低下などが特徴である。この状態が進むと、高齢者の生活機能の低下や介護の必要性が増す可能性がある。養父市の取り組みにより、フレイルの発症リスクの低下や体力の向上、介護認定状況の改善など、多くの良好な成果が報告されている。報告書では、これらのヘルスプロモーションを成功させるためには、単一の行政の取り組みだけでなく、シルバー人材センターや保健師との緊密な連携が不可欠であるとの見解が示されている［野藤 2016: 205–210］。

次に、海外の大学におけるヘルスプロモーションの事例を紹介する。たとえば、カリフォルニア州立サンノゼ大学では、健康関連部署が主導する大規模な健康イベントの開催や、全学部での保健体育の必修化、多数の健康関連講座の提供、学生スタッフによるスポーツ施設の運営が行われている。これにより、大学全体で健康教育が推進され、学生の健康維持と生活の質の向上が図られている［板垣 2015: 25–32］。このように、大学が健康教育に積極的に取り組むことで、学生や地域社会の健康促進に寄与する例が世界中に存在する。

(3) 取り組み事例から見る日本と米国との比較

日本と米国におけるヘルスプロモーションの取り組みは、とくに対象とする年齢層の違いが顕著である。日本では高齢者向けの取り組みが重視されており、医療費抑制と高齢化社会への対応が国の重要課題である。日本の医療制度は社会保険に基づき、皆保険を実現しているが、高齢化が進む中で医療費の問題も顕在化している［伊東 2008: 5–22; Ikegami 2011: 1106–1115］。一方、米国では個人の費用負担が高額なため、医療へのアクセスは日本よりも制限される場合があるが、若者向けの健康教育や健康促進活動が積極的に展開されている。

米国では公的医療保険である「メディケア」と「メディケイド」が65歳以上の高齢者や低所得者を対象として展

開されているが、現役世代の多くは民間医療保険を利用している。一方で、保険に未加入の無保険者も増加し、医療サービスの受け入れに課題がある［天野 2007: 152-159］。オバマケアにより保険未加入者は民間保険への加入が義務付けられたが、受診可能な医療機関には制限があり、所得によって医療の格差が顕著である。このように、米国の医療制度は日本と比べて社会保険が平等とは言い難く、個々人の健康意識と自己管理が重視される傾向がある。

2　日本人の健康観について

(1)　自身で健康を決める力

第1節では、ヘルスプロモーションの考え方、実際の施策から見た日本と米国の違いについて解説した。ここでは、ヘルスリテラシーについて解説する。

近年、ヘルスリテラシーに関する研究が注目されている。科研費のタイトルデータ一覧によると、２００２年から２０２３年までに４８４件の研究課題があり、そのうち１３８件が２０２０年から２０２３年に実施された。また、２０１７年には国際ヘルスリテラシー学会が設立され、２０１９年には日本ヘルスリテラシー学会が設立されるなど、ヘルスリテラシーへの関心が高まっている。ヘルスリテラシーについて中山［2022］は、「自分で健康を決める力＝ヘルスリテラシーは、そのエンパワーメントのために必要不可欠なのです」と述べている［中山 2022: 3］。Gutiérrez［1990］によれば、エンパワーメントは「個人がその生活状態を改善する行動を起こすことができるように、個人的、対人関係的、政治的な力を強める過程」と定義される［Gutiérrez 1990: 149-153］。つまり、ヘルスリテラシーは自己決定力の向上に欠かせない能力であると言える。江口［2018］は、ヘルスリテラシーを「自らの健康とその決定要因をコントロールし、改善することができる能力」と定義している〔江口 2018: 4〕。また、Nutbeam〔2000〕によれば、ヘルスリテラシーには機能的、相互作用的、批判的の３つのレベルがあり、それぞれ健康に関する情報の理解から実際の行動に移す能力、そして自己や周囲の環境を改善するための能力を指す〔Nutbeam 2000: 259-267〕。これらのレベルを高めることで、自分自身の健康を積極的に管理し、改善することが可能となる。

(2) 日本と諸外国の比較

日本人のヘルスリテラシーは諸外国と比較して高いのだろうか、テレビをつければ健康関連商品や健康情報番組が溢れており、美容や健康志向はますます高まっている。しかし、実際は日本人のヘルスリテラシーはむしろ低いことが指摘されている。

日本で実施された研究では、HLS-EU-Q47（European Health Literacy Survey Questionnaire）を日本語に翻訳し、包括的なヘルスリテラシーの測定を行った〔Nakayama 2015: 505〕。この研究によると、ＥＵ８カ国（オーストリア、ブルガリア、ドイツ、ギリシャ、アイルランド、オランダ、ポーランド、スペイン）と比較して、日本人のヘルスリテラシーが低いことが明らかになった。具体的には、ＥＵ全体でヘルスリテラシーが不足している（0～33点で評価）とされた人の割合が47・6％に対し、日本では85・4％に達した。これは、日本においてヘルスリテラシーの問題が依然として大きいことを示している。HLS-EU-Q47は、「ヘルスケア」、「疾病予防」、「ヘルスプロモーション」という３つの領域で、健康情報の「入手」、「理解」、「評価」、「活用」という４つの能力を測定する。研究において、「難しい」と回答した割合を日本、ＥＵ全体、およびオランダで比較した結果からも、日本人のヘルスリテラシーの低さが浮き彫りになっている（**表７-１**）。

この結果から、日本においてヘルスリテラシーの向上が喫緊の課題であり、健康教育や健康支援を通じてヘルスリテラシーを向上させることが重要であることが示されている。これにより、個々の健康管理能力が向上し、さらには国全体の健康増進にも寄与することが期待される。

3　健康教育について

(1) これまでの健康教育とこれからの健康教育

ここでは、日本の健康教育についての考察を行う。従来の日本の教育は、児童や生徒に対して受動的な学習形式を採用してきた。このアプローチは一方向の知識伝達により、子どもたちは多くの知識を獲得してきたが、その知識を現実の生活や社会でどのように活用し、役立てるかについての理解を深める機会に欠けていると指摘されている。この受動的な教育スタイルは、子どもたちが自発的に学ぶ機会を奪う要因となっている。先行する節で述べたように、日本のヘルスリテラシーは他国に比べて劣る傾向がある。このことは受動的な教育の結果として、日本人が自ら判断し行動する能力が不足している可能性を示唆している。

令和2年度から全面的に実施された新学習指導要領では、新たな時代に求められる資質・能力の育成が明確に掲げられている[(1)]。具体的には、「学びを人生や社

表 7-1　4 つの能力別の「難しい」の割合（%）の平均値（日本と EU とオランダの比較）

	日本	EU	日本と EU の差	オランダ	日本とオランダの差
入手	45.1	26.1	19.0	16.8	28.2
理解	35.1	18.9	16.2	11.4	23.7
評価	56.9	28.0	28.9	25.4	31.5
活用	44.6	21.8	22.8	19.2	25.4

出所）中山［2022: 127］

会に生かそうとする学びに向かう力・人間性等の涵養」、「生きて働く知識・技能の習得」、「未知の状況にも対応できる思考力・判断力・表現力等の育成」が重視されている。

とくに注目すべきは、学び方の改革として主体的・対話的で深い学び（アクティブラーニング）の推進である。アクティブラーニングは、学校教育における学びの質を高め、学習内容をより深く理解し、資質や能力を実践的に身につけるための手法である。このアプローチを通じて、子どもたちが自発的に学び、情報を評価し、実生活で活用する力を育成することが期待されている。近年では、ＩＣＴ（情報通信技術）を活用したアクティブラーニングも注目されており、情報の取得と共有が促進されている。これにより、受動的な知識の消化から脱却し、自己の意思で学び、実践する能力を身につけることが可能になるとされている。

新学習指導要領の導入により、日本の健康教育は大きな変革期にある。これまでの受動的な教育からアクティブラーニングを通じて、子どもたちが自己決定し、行動する能力を向上させることが期待されている。今後は教育の現場でこれらの方針がどのように実践され、日本のヘルスリテラシーの向上に寄与するかが注目される。

⑵ アクティブラーニング（ICTの活用事例）

小林ら（2022）による中学生を対象とした保健学習の授業「がん教育」におけるＩＣＴ活用の事例では、ワードクラウドを視覚化の手法として活用し、その効果を報告している［小林 2022: 20–23］。**図７-１**は、本章第３節の文章をワードクラウドを用いて言葉を抽出したものである。ワードクラウドは、言葉の頻度や重要度を視覚的に表現する手法であり、これにより生徒たちはより具体的かつインパクトのある情報を得ることができる。

伊藤ら［2022］も、小中連携の保健教育でＩＣＴを活用した実践を報告しており、以下のような取り組みを行っ

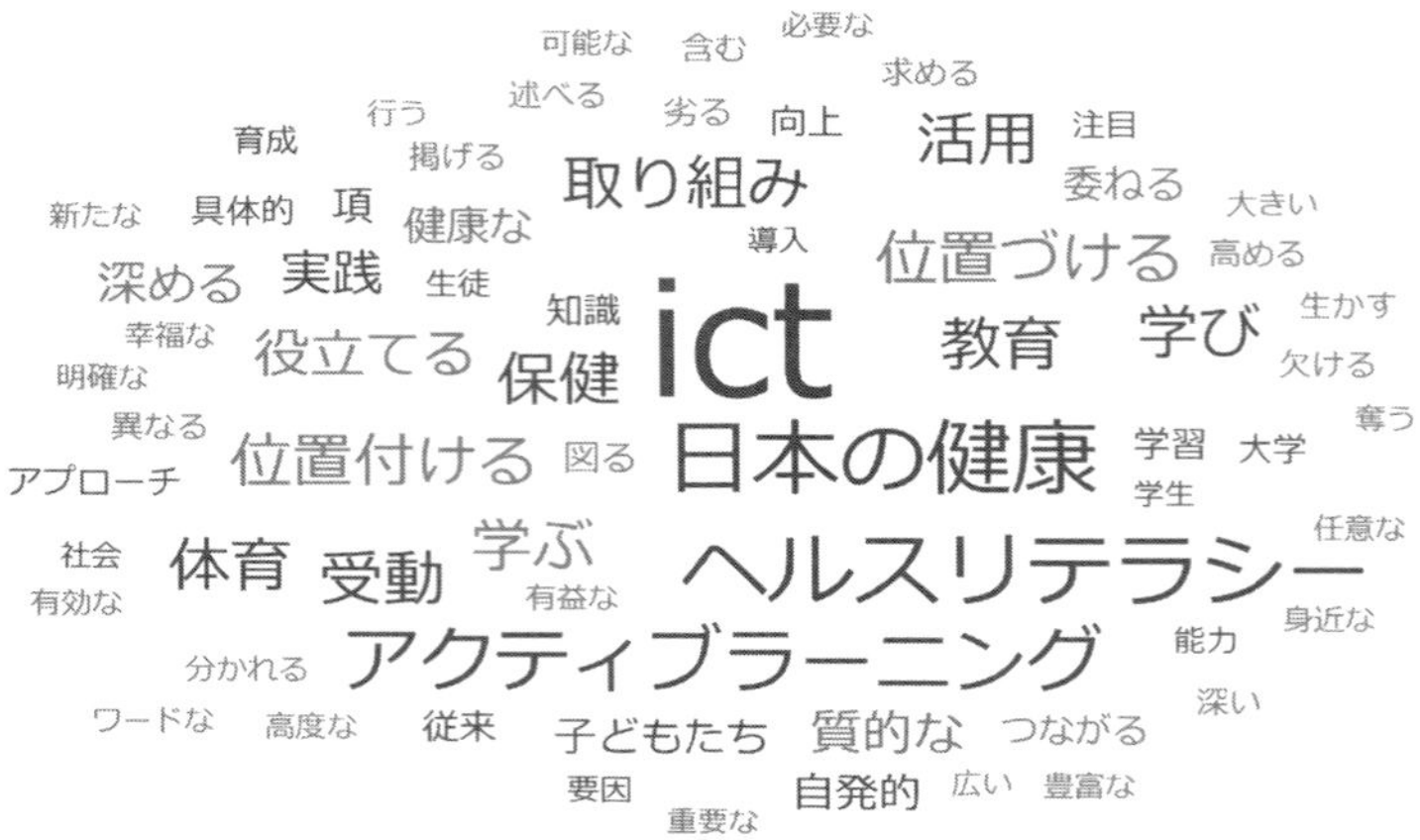

図 7-1　ワードクラウドのイメージ図

出所）本章の文章を例に筆者作成。

ている〔伊藤 2022: 28-31〕。まず、小学校ではアンケートソフトを活用してクラス全体の健康に関する意識をリアルタイムで把握する。さらに、オンライン会議システムのブレイクアウトセッションを使い、ペアグループに分かれて中学生と交流を図る。中学校では、「健康な生活と疾病予防～がんの予防～」というテーマでICTを活用した学習を展開する。具体的には、がんの発生要因やリスク軽減の方法について、知識構成型のジグソー法を採用する。知識構成型のジグソー法とは、協同学習の一種で、各生徒が特定の情報や知識を担当し、それを他の生徒と共有して全体の理解を深める学習方法である。これにより、生徒たちは各自が専門知識を習得し、情報共有を行った後にクロストークを通じて理解を深めることができる。

(3) 大学における健康教育

大学における健康教育の位置づけについて考察する。なぜ大学には一般教養の体育は存在するのに保健は存在しないのであろうか、この点について今後の展望も含みつつ検討したい。

大学では、一般教養の体育の科目は存在するが、保健に関連した科目は多くの場合、必修ではなく任意であることが一般的である。これは、学生自身が自分の健康について学ぶ機会が、その判断に委ねられていることを意味する。この点は海外と比較すると大きく異なる。海外では個々の健康や健康観について学ぶことが、幸福で充実した人生を送るために必要なものとして位置づけられている。とくに「ウェルビーイング」の考え方が、教育の中で重要視されており、経済協力開発機構（OECD）を含む国際的な機関によって支持されている。(2)

大学において保健教育を導入するための提案として、一般体育の中での体育実技に保健教育を組み込むことが有益であると考えられる。大学の一般体育科目は多くの学生が履修する機会があり、体育系の教員も豊富に存在する。この領域での保健教育の導入は、学生が自身の健康について身近に学ぶ機会を提供するとともに、教員の専門知識を活かした実践が可能である。従来の競技スポーツ中心の体育実技から脱却し、健康教育を含む広い観点での教育が求められている。

また、中央教育審議会が示す「２０４０年に向けた高等教育のグランドデザイン」では、普遍的な知識・理解とともに、社会の変化に対応し社会を改善するための人材育成が強調されている。(3) このような視点から、大学における健康教育の必要性が再確認され、教育の質的な向上が求められている。

大学における保健教育の位置づけを見直し、一般体育の枠組みを活用した具体的な取り組みが進められることで、学生が健康に関する知識と実践的なスキルを獲得し、将来の健康増進につながる社会的責任を果たす人材の育成が促進されると期待される。

おわりに

本章では、ヘルスプロモーションと健康教育の重要性を解説した。ヘルスプロモーションは、ＷＨＯの定義に基づき、個人の能力強化、地域活動の促進、支援的な環境整備、健康サービスの再構築、公共政策の健全化を通じて実現されるものである。具体的な事例として、兵庫県養父市のフレイル予防やカリフォルニア州立サンノゼ大学の取り組みを紹介した。加えて、日本と米国の健康プロモーションの違いについても触れた。日本では高齢者を中心に医療費抑制と社会的健康対策が重視されるが、米国では若者向けの教育と公的医療保険が特徴であり、個々人の責任が強調される。

さらに、日本の健康リテラシーの低さとその改善の必要性について述べ、教育改革の一環としてアクティブラーニングの導入が進められている。ＩＣＴを活用した保健教育の事例や、大学における健康教育の重要性も取り上げ、学校教育の質的向上の必要性について解説した。これらの取り組みは、個人の健康増進だけでなく、地域や社会全体の健康改善に寄与する重要な要素である。今後もさらなる研究と実践が求められ、持続可能な健康社会の実現に向けた取り組みが期待される。

注

（1）「新学習指導要領について」(https://www.mext.go.jp/b_menu/shingi/chousa/shisetu/044/shiryo/__icsFiles/afieldfile/2018/07/09/1405957_003.pdf　２０２３年８月31日閲覧)。

（２）「OECD Future of Education and Skills 2030」(https://www.oecd.org/education/2030-project/teaching-and-learning/learning/all-concept-notes/，２０２３年８月31日閲覧)。

（３）「2040年に向けた高等教育のグランドデザイン（答申）」(https://www.mext.go.jp/b_menu/shingi/chukyo/chukyo0/toushin/1411360.htm，２０２３年８月31日閲覧)。

参考文献

〈邦文献〉

天野拓［2007］「現代アメリカの無保険者問題と医療保険改革」『生命倫理』17（１）、１５２-１５９。

板垣悦子［2015］「アメリカの大学におけるヘルスプロモーションの取り組み――アメリカの大学におけるヘルスプロモーションの取り組み――」『慶応義塾大学体育研究所』54（１）、25 - 32。

伊東慎吾［2008］「日本の医療制度における諸問題と将来展望」『香川大学経済政策研究』４、５- 22。

伊藤寿子・鈴木恵美・鎌塚優子［2022］「ＩＣＴを活用した対話により双方の学習意欲を高める小中連携の保健授業」『体育科教育』８、28 - 31。

江口泰正・中田由夫［2018］『産業保健スタッフ必携 職場における身体活動・運動指導の進め方』大修館書店。

小林直子［2022］「対話的で深い学びを促すにはどのような仕掛けが有効か――ＩＣＴ端末を効果的に利用した「がん教育」の実践から――」『体育科教育』８、20 - 23。

島内憲夫，鈴木美奈子［2013］『ヘルスプロモーション――ＷＨＯ：オタワ憲章――』垣内出版。

中山和弘［2022］『これからのヘルスリテラシー　健康を決める力』講談社。

野藤悠［2016］「健康長寿社会の実現を目指した健康づくり――地域ぐるみのフレイル予防の取り組み――」『月刊地域医学』30（３）、２０５-２１０。

藤崎清道［1999］「ヘルスプロモーションの概念と今日的意義〔含 オタワ憲章原文〕」『公衆衛生研究』48（３）、１７８-１８６。

〈欧文献〉

Gutiérrez, L. M. [1990] "Working with Women of Color: An Empowerment Perspective," *Social Work*, 35(2) 149-153.

Ikegami, N., Yoo, B.-K., Hashimoto, H., Matsumoto, M., Ogata, H., Babazono, A., Watanabe, R., Shibuya, K., Yang, B.-M., Reich, M. R., and Kobayashi, Y. [2011] "Japanese universal health coverage: evolution, achievements, and challenge,"*Lancet*, 378(9796) 1106-1115.

Nakayama, K., Osaka, W., Togari, T., Ishikawa, H., Yonekura, Y., Sekido, A. and Matsumoto, M. [2015] "Comprehensive health literacy in Japan is lower than in Europe: a validated Japanese-language assessment of health literacy,"*BMC Public Heath*, 15(1).

Nutbeam, D. [1986] "Health Promotion: Concept and Principles in Action. A Policy Framework," *WHO Regional Office for Europe* (by Kickbusch, I.).

――――[2000] "Health literacy as a public health goal: A challenge for contemporary health education and communication strategies in the 21st century,"*Health Promot Int*, 15(3), 259-267.

Sørensen, K., Van den Broucke, S., Pelikan, J. M., Fullam, J., Doyle, G., Slonska, Z., Kondilis, B., Stoffels, V., H Osborne, R. H. and Helmut Brand, H. ;HLS-EU Consortium [2018] "Measuring health literacy in populations: illuminating the design and development process of the European Health Literacy Survey Questionnaire (HLS-EU-Q),"*BMC Public Health*, 13(1).

第8章 健康的な食生活とスタイル

山下 陽平

1 ヘルスプロモーションと健康

ヘルスプロモーションの定義は「自らの健康とその決定要因をコントロールし、改善することができるようにするプロセス」とされており、その成果の1つとしてヘルスリテラシーが位置付けられている。このヘルスリテラシーには様々な定義があるが、「健康情報を入手し、理解し、評価し、活用するための知識、意欲、能力であり、それによって、日常生活におけるヘルスケア、疾病予防、ヘルスプロモーションについて判断したり、意思決定したりして、生涯を通じて生活の質を維持・向上させることができるもの」として知られている。つまり、端的に言えば、健康について情報に基づく意思決定をする力とされている［Sorensen 2013］。

ヘルスリテラシーの低さが健康や医療へ与える影響としては、予防サービス（インフルエンザ予防注射やマンモグラフィ）を利用しない［Berkman 2011］、病気、治療、薬などの知識が少ないことやヘルスリテラシーが不十分な人では充分な人と比べて1.25倍早く亡くなる［Baker 2008］ことなどが報告されている。またEUや他国と比較しても日本人はヘルスリテラシーが低いことがわかっており、健康情報の入手、理解、評価や活用が低い可能性が高いと考えられています。さらに、日本人はEUや他国と比べ、食生活や体型への間違った知識や考え方も多く、メディアの情報を鵜呑みにする傾向が高いことも知られており、ヘルスリテラシーが低いことが関係していることが考えられる。そのため、本書を通して望ましい体型や食生活の知識を高め、得た知識を活用することでヘルスリテラシーが高まることを望んでいる。

2　健康とダイエット

(1) 性的戦略論での身体のサイズと形状（スタイル）

性的戦略論では、顔や身体の魅力について判断することは、健康で妊娠可能な潜在的な相手を識別するための心理的適応を反映していると提唱されており［Buss 1993; Hönekopp 2007］、最も魅力的なヒトは、最も健康で妊娠可能であるものであると考えられる［Coetzee 2009］。身体のサイズと形状が、見かけの健康状態や魅力を決定する役割について、調査が行われており［Swami 2009］、これらの報告によると、欧米社会では女性の体形はウエスト・ヒップ比が約０・７［Singh 1993］、ＢＭＩ（Body Mass Index）が約18－19kg/㎡［Tovée 1999］であることが最も魅力的だと評価されることがわかっている。同様に、男性の体型はウエスト・胸囲比が約０・７でＢＭＩが約26kg/m^2であることが最も魅力的に感じられることがわかっている。女性は低く、男性は高いものが魅力的に思われるということがわかっている［Crossley 2012］。また、男女ともに女性の身体について、健康状態よりも魅力を判断する時は、低いＢＭＩを好むことがわかっており［Stephen 2014a, b］、マスメディアにおける細い「理想化」された身体への暴露とその内面化が起因している［Coetzee 2011］と考えられている。対照的に理想化された男性の身体は、引き締まった筋肉質であることが特徴であり〔Mitchison 2015〕、男性は一般的に現在の体格よりも筋肉質であることを望むことがわかっている〔Crossley 2012〕が、高い筋肉量を選ぶことが男性の健康や魅力のどちら（もしくは両方）を選択しているのかについては、まだわかっていない。

(2) ＢＭＩの問題点

ＢＭＩを身体の魅力や健康状態を扱う調査で使用する際は、問題があると考えられるＢＭＩは脂肪と筋肉を区別しないため、同じＢＭＩであっても体内の脂肪量や筋肉量が非常に異なる場合があることや身長によってリスクを過小評価または過大評価されるからである〔Lara-Esqueda et al. 2004〕。ＢＭＩで痩せ型と分類された人の29％が肥満レベルの脂肪量であったこと〔Ambrosi 2012〕や筋肉量が多い人が肥満と分類される〔Rothman 2008〕ことがあり、ＢＭＩのみで判断することは問題がある。体脂肪が高いことは様々な健康上の悪い結果と関連することがわかっているが、とくに女性において体脂肪量が非常に少ないことは、健康に悪影響を及ぼす可能性がある。平均して女性は男性よりも体脂肪量が高い必要があり〔Lasseka 2009〕、脂肪量が非常に少ない、または非常に多い女性は、排卵や受胎可能性が低くなることが考えられる〔Bronson 1991〕。これは、ホルモンのアンバランスが原因であると考えられており〔Pasquali 2006〕、同様に体脂肪の多い男性も生殖能力が低下することがわかっており〔Plessis 2010〕、魅力が健康で繁殖能力のある相手を識別するメカニズムであれば、健康なレベルの体脂肪率（女性21‐33％、男性8‐21％）〔Gallagher 2000〕は、最も健康で魅力的であると認識される可能性が高いと考えられる。また、男性は女性よりも約60％筋肉量が多く、男性の高い筋肉量は、体力の向上、長寿〔Johnson 2015〕および、いくつかの疾患の発症リスクの減少〔Frankenfield 2001〕を含む様々な健康上のポジティブな結果と関連しており、ポジティブなボディイメージ［Olivardia 2004］や性的パートナーの数の多さ［Lasseka 2009］などと関連している。しかし、非常に多い筋肉量は、最大50％程度の高い食事エネルギー要求量や筋肉量とともに増加する極端なテストステロンレベルと関連し、免疫系の活動低下と関連するため［Foo 2017］、魅力が低下することがわかっている。

3　健康と魅力のどちらも向上するための、体型形成、食事や減量方法

⑴　ＢＭＩの問題点

体脂肪量が減少すると身体のラインが美しくなり、魅力が増加するだけでなく［Brierley 2016］、心血管疾患などの病気のリスクを軽減させ［Wing 2011］、睡眠の質が向上し［Alfaris 2015］、健康度が増すことがわかっている。ＢＭＩは、世界共通の指標として様々な報告で使用されており、ＢＭＩと死亡率は（Ｊカーブ）の関係があること［Bhaskaran 2018］などがわかっている。このように、ＢＭＩは様々な病気の発症や死亡リスクの指標としても使用されているが、正確に評価できていないのではないかとの意見が増加してきた。そこで、ＢＭＩに代わって注目されるようになったのが身体組成である。

⑵　より正確に評価するための身体組成

身体組成とは、身体を構成する組成分のことであり、主に脂肪量と除脂肪量の比率をさすことが多い。近年では、測定機器の発展により脂肪量や筋肉量を診断できることが可能となり、ＢＭＩでは評価できなかった身体組成による病気のリスクへの影響が明らかになりつつある。たとえば、これまで腎臓病（腎不全）は、ＢＭＩが高いほ

ど死亡率が低くなるとされていた。通常、ＢＭＩが高いほど死亡率も高まるため、この要因を説明することができなかった（肥満のパラドックス）。しかし、体脂肪率の関係が調査された結果、体脂肪率が高くなるほど死亡率が増加することがわかった［Lin 2017］。この体脂肪率の増加は、除脂肪量の減少を意味しており、慢性腎不全の死亡率は除脂肪量（筋肉量）の減少が寄与していることが示唆されている。また心臓病では、痩せ型肥満で死亡率が高くなることがわかっている［Chandramouli 2019］。痩せ型肥満は、脂肪量が多く、筋肉量が少ないことが特徴であり、これも少ない筋肉量が死亡率の増加に影響していることがわかっている。さらに、心筋梗塞の死亡率でも筋肉量が影響することもわかっている［Huang 2015］。一方、大腸がんでは脂肪量が多いほうが、死亡率が減少する肥満のパラドックスが認められているが、脂肪量とともに筋肉量が多いとさらに死亡率が減少することがわかっている［Charette 2019］。

(3) 高い脂肪量は死亡率を50％増加させ、高い筋肉量は死亡率を30％減少させる

脂肪量は死亡率とＪカーブの関連が認められ、脂肪量が多いほど死亡率が高まることがわかっている。これは、低い脂肪量（脂肪量指数７・３kg／㎡）を基準とした場合、高い脂肪量（脂肪量指数13・０kg／㎡）では「死亡率が50％増加する」ことが示唆されている。一方、筋肉量は死亡率と逆Ｊ字型の関連を認め、筋肉量が少ない（除脂肪量指数16・1kg／㎡）ほど死亡率が増加し、筋肉量が多い除脂肪量指数21・９kg／㎡ほど死亡率が減少することがわかり、高い筋肉量は「死亡率を30％減少させる」ことが示唆されている。これらのことから「脂肪量を減少し、筋肉量を増加させることが最も死亡率の減少に寄与する」とされている［Sedlmeier 2021］。

筋肉量が多いことは、様々なメリットがあるが、平均して20歳をピークに加齢によって徐々に全身の筋肉量が減

少し、40歳を超えると79歳までに男性は10・8％、女性は6・4％減少することが報告されている［Yamada 2014］。加齢によって筋肉量は減少することが示唆されているが、これと同様に、筋肉量を減少させてしまうものが「ダイエット」である。

⑷ダイエットにも筋肉量が重要

日本で「ダイエット」とは、ほとんどがエネルギー摂取量の減少のことを指し、基礎代謝量、活動量や食事誘発性熱産生を加えた総消費エネルギーよりも摂取エネルギーを減少させることをいう。しかし、このようなダイエットを本章では推奨しない。なぜなら、糖質制限、低炭水化物ダイエットやカロリー制限などを行うと筋タンパク質の合成量が減少し、筋肉量が減少してしまう可能性があるからだ。炭水化物ダイエットは、体重の減少効果が高い方法であるが、そのほとんどが筋肉量や体内水分量の減少によるもので、体脂肪は減少していないことがわかっているため、推奨されない方法である。本書で推奨するダイエット方法は、高タンパク質食（体重当たり1・3ｇ）のダイエット方法で、これは筋肉量減少を防ぐ可能性が高いからだ。

エネルギー制限下のダイエットであってもタンパク質摂取量を増加させることによって筋肉量減少を防ぐことができることがわかっている［Wycherley 2012］。これは、過去に報告されたエネルギー制限ダイエットに関する報告の中から18歳以上の参加者で脂肪摂取量は一致しているが、タンパク質と炭水化物の摂取量が異なる同じ摂取カロリーで処方された食事を比較された24件（n=1063）の報告について解析を行った結果、「エネルギー制限下ダイエットでもタンパク質の摂取量を増加させることで、体重、脂肪量を減少させるだけでなく、安静時エネルギー代謝を増加させるため、ダイエット効果を高めることができる」ことがわかった。また、標準タンパク質食（体重当たり

0・8g）と高タンパク質食（体重当たり1・3g）のランダム化比較試験18件について分析が行われた報告でも、高タンパク質の摂取は、筋肉量を増加させる効果が示された［Hudson 2020］。また、エネルギー制限を行っていない場合は、筋肉量の変化が認められないこともわかった。つまり、エネルギー制限ダイエット下であっても高タンパク質食を摂取することで、筋肉量が増加することがわかったのだ。しかし、エネルギー制限下ダイエットの注意点として、総エネルギー摂取量から-500㎉以内に収めることが望ましいことがわかっており、それ以上の減少は、筋肉量も減少してしまうことがわかったからだ［Murphy 2022］。

(5) 筋力トレーニングのすすめ

近年、筋力トレーニングによって意図的に狙った箇所を筋肥大（女性はスタイル形成）できることがわかってきた。また、運動を行うと筋分解を抑制することができるため、ダイエットにも重要な筋肉量を維持することができる。筋力トレーニングに加え、高タンパク質食ダイエットを行うことで、筋肉量が増加し、脂肪量が減少することが考えられるため、高タンパク質食（体重当たり1・3g以上）に加え、筋力トレーニングを行うと効果的なことがわかる。女性において筋肥大を敬遠し、筋力トレーニングを嫌がるものも存在するが、実は女性は男性の半分程度しか骨格筋が成長しないことがわかっており、女性が男性のように筋肥大する可能性は低いことがわかっている（女性は主に引き締め効果が高く肥大しにくい）。これらの効果は、近年の女性トレーニング愛好家が、男性トレーニング愛好家のように筋肥大していないことからもわかるだろう。

参考文献

Alfaris, N., Wadden, T. A. and Sarwer, D. B. et al. [2015] "Effects of a 2-year behavioral weight loss intervention on sleep and mood in obese individuals treated in primary care practice," *Obesity* (Silver Spring), 23(3), 558-564.

Bhaskaran, K., Dos-Santos-Silva, I. and Leon, D. A. et al. [2018] "Association of BMI with overall and cause-specific mortality: a population-based cohort study of 3·6 million adults in the UK," *Lancet Diabetes Endocrinol*, 6(12), 944-953.

Brierley, M.-E., Brooks, K.R. and Mond, J. et al. [2016] "The Body and the Beautiful: Health, Attractiveness and Body Composition in Men's and Women's Bodies," *PLoS One*, 11(6), e0156722.

Bronson, F. H. and Manning, J. M. [1991] "The energetic regulation of ovulation: a realistic role for body fat," *Biol Reprod*, 44(6), 945-950.

Buss, D. M. and Schmitt, D. P. [1993] "Sexual strategies theory: an evolutionary perspective on human mating," *Psychol Rev.*, 100(2): 204-232.

Chandramouli, C., Tay, W. T. and Bamadhaj, N. S. et al. [2019] "Association of obesity with heart failure outcomes in 11 Asian regions: A cohort study." *PLoS Med*, 16(9), e1002916.

Charette, N., Vandeputte, C. and Ameye, L. et al. [2019] "Prognostic value of adipose tissue and muscle mass in advanced colorectal cancer: a post hoc analysis of two non-randomized phase II trials," *BMC Cancer*, 19(1), 134.

Coetzee, V., Perrett, D. I., Stephen, I. D. [2009] "Facial adiposity: A cue to health?" *Perreption*, 38(11), 1700-1711.

Coetzee, V., Re, D. and Perrett, D. I. et al. [2011] "Judging the health and attractiveness of female faces: is the most attractive level of facial adiposity also considered the healthiest?" *Body Image*, 8(2), 190-193.

Crossley, K. L., Cornelissen, P. L. and Tovée, M. J. [2012] "What is an attractive body? Using an interactive 3D program to create the ideal body for you and your partner," *PLoS One*, 7(11), e50601.

Du Plessis, S. S., Cabler, S. and McAlister, D. A. et al., [2010] "The effect of obesity on sperm disorders and male infertility," *Nat Rev Urol*, 2010 Mar, 7(3), 153-61.

Foo, Y. Z., Nakagawa, S. and Rhodes, G. et al. [2017] "The effects of sex hormones on immune function: a meta-analysis," *Biol Rev Camb Philos Soc.*, 92(1), 551-571.

Frankenfield, D. C., Rowe, W. A. and Cooney, R. N. et al. [2001] "Limits of body mass index to detect obesity and predict body composition," *Nutrition*, 17(1), 26-30.

Gallagher, D., Heymsfield, S. B. and Heo, M. et al. [2000] "Healthy percentage body fat ranges: an approach for developing guidelines based on body mass index," *Am J Clin Nutr.*, 72(3), 694-701.

Gómez-Ambrosi, J., Silva, C. and Galofré, J. C. et al. [2011] "Body adiposity and type 2 diabetes: increased risk with a high body fat percentage even having a normal BMI," *Obesity* (Silver Spring), 19(7), 1439-1444.

Hönekopp, J., Rudolph, U. and Beier, L. et al. [2007] "Physical attractiveness of face and body as indicators of physical fitness in men," Evolution and Human Behavior, 28(2), 106-111.

Huang, B.-T., Y Peng, Y. and W Liu, W. et al. [2015] "Lean mass index, body fat and survival in Chinese patients with coronary artery disease," *QJM*, 108(8), 641-647.

Hudson, J. L. Wang, Y. and Bergia Iii R. E. et al. [2020] "Protein Intake Greater than the RDA Differentially Influences Whole-Body Lean Mass Responses to Purposeful Catabolic and Anabolic Stressors: A Systematic Review and Meta-analysis," *Adv Nutr*, 11(3), 548-558.

Johnson, W., de Ruiter, I. and Kyvik, K. O. et al. [2015] "Genetic and environmental transactions underlying the association between physical fitness/physical exercise and body composition," *Behav Genet*, 45(1), 84-105.

Lara-Esqueda, A., Aguilar-Salinas, C. A. Velazquez-Monroy, O. et al. [2004] "The body mass index is a less-sensitive tool for detecting cases with obesity-associated co-morbidities in short stature subjccts," *Int J Obes Relat Metab Disord*, 28(11), 1443-1450.

Lasseka, W. D. and Gaulinb, S. J. C. [2009] "Costs and benefits of fat-free muscle mass in men: relationship to mating success, dietary requirements, and native immunity," *Evolution and Human Behavior*, 30, 322-328.

Lin, T.-Y., Lim, P.-S. and Hung, S.-C. [2017] "Impact of Misclassification of Obesity by Body Mass Index on Mortality in Patients With CKD," *Kidney Int Rep.*, 3(2), 447-455.

Mitchison, D. and Mond, J. [2015] "Epidemiology of eating disorders, eating disordered behaviour, and body image disturbance in males: a narrative review," *J Eat Disord*, 3: 20.]

Murphy, C. and Koehler, K. [2022] "Energy deficiency impairs resistance training gains in lean mass but not strength: A meta-analysis and meta-regression," *Scand J Med Sci Sports*, 32(1), 125-137.

Olivardia, R., Pope, H. G., Jr. and Borowiecki, J. J. III et al. [2004] "Biceps and Body Image: The Relationship Between Muscularity and Self-Esteem, Depression, and Eating Disorder Symptoms," *Psychology of Men & Masculinity*, 5(2), 112-120.

Pasquali, R. [2006] "Obesity, fat distribution and infertility," *Maturitas*, 54(4), 363-371.

Rothman, K. J. [2008] "BMI-related errors in the measurement of obesity," *Int J Obes* (Lond), 32 Suppl3(3), 56-59.

Sedlmeier, A. M., Baumeister, S. E. and Weber, A. et al. [2021] "Relation of body fat mass and fat-free mass to total mortality: results from 7 prospective cohort studies," *Am J Clin Nutr*, 113(3), 639-646.

Singh, D. [1993] "Adaptive significance of female physical attractiveness: role of waist-to-hip ratio," *J Pers Soc Psychol*, 65(2), 293-307.

Spiering, B. A., Kraemer, W. J., and Anderson, J. M. et al. [2008] "Resistance exercise biology: manipulation of resistance exercise programme variables determines the responses of cellular and molecular signalling pathways," *Sports Med*, 38(7), 527-540.

Stephen, I. D. and Perera, A. T.-M. [2014a] "Judging the differences between women's attractiveness and health: is there really a difference between judgments made by men and women?" *Body Image*, 11(2), 183-186.

———[2014b] "Judging the difference between attractiveness and health: does exposure to model images influence the judgments made by men and women?" *PLoS One*, 9(1), e86302.

Swami, V., Jones, J. and Einon, D. et al. [2009] "Men's preferences for women's profile waist-to-hip ratio, breast size, and ethnic group in Britain and South Africa," *Br J Psychol*, 100 (Pt 2), 313-25.

Tovée, M. J., Maisey, D. S. and Emery, J. L. et al. [1999] "Visual cues to female physical attractiveness," *Proc Biol Sci*, 266(1415), 211-218.

Wing, R. R., Wei Lang, W. and Wadden, T. A. et al. [2011] "Benefits of modest weight loss in improving cardiovascular risk factors in overweight and obese individuals with type 2 diabetes," *Diabetes Care*, 34(7), 1481-1486.

Wycherley, T. P., Moran, L. J. and Clifton, P. M. et al. [2012] "Effects of energy-restricted high-protein, low-fat compared with standard-protein, low-fat diets: a meta-analysis of randomized controlled trials," *Am J Clin Nutr*, 96(6), 1281-1298.

Yamada, M., Moriguch, Y. and Mitani, T. et al. [2014] "Age-dependent changes in skeletal muscle mass and visceral fat area in Japanese adults from 40 to 79 years-of-age," *Geriatr Gerontol Int*, 14 Suppl 1, 8-14.

第9章 スポーツ文化複合にみるボディコンテスト

石村 広明

1 スポーツ文化複合という概念

本稿では、スポーツ行動としてのボディメイク、あるいはボディコンテストについて文化的な視点から解釈することを目的する。まず、現代社会において生活習慣病という慢性疾患を改善するために、スポーツを実践する動きが活発になっている。平成25年に実施された「体力・スポーツに関する世論調査」において、運動・スポーツを行った理由についての回答結果では、健康・体力つくりのためが56・4%で1番多く回答されている。[1] そして、2020年に確認された新型コロナウイルス（COVID-19）の影響からか国民の健康意識が一層高まっていることが、スポーツ庁によって行われた令和2年度「スポーツの実施状況等に関する世論調査」についてでも示されている。同調査において、1年間の実施率の高かった種目にトレーニングが確認された（男性：19・1%、女性：14・7%）。これは男女ともに3番目に高い結果であった。[2] このように健康意識の高まりから、筋力トレーニング（以下、筋トレ）に取り組む人が増加していることが示されている。

しかし、フィットネス文化が伝来し、１９５５年に日本ボディビル協会が発足した当時の日本のスポーツ界は、一般の人々が健康づくりや楽しむために汗を流すという状況ではなく、選ばれた一握りの選手達だけが記録や勝利を目指して挑戦し、大多数の人々は、それを眺めて応援するという時代であった。[3] 近年ではそうした様相に変化が見られ、筋トレが一般大衆化してきているといえる。それは、ポップカルチャーの題材として用いられることからもみることができる。『ダンベル何キロ持てる？』（サンドロビッチ・ヤバ子著、小学館）や『君に足りないのは筋肉だ！』（大石ワタル著、小学館）、『筋トレコミック　パンプアップ　筋トレＢＩＧ３編』（中村博文著、双葉社）のように筋トレを題材にした漫画が登場している。また、ＮＨＫ番組の「みんなの体操」において、「筋肉は裏切らない」というフレーズが話題になり、２０１８年のユーキャン新語・流行語大賞にノミネートされるなど、筋肉やトレーニングが市民権を得ているといえるだろう。

筋トレを一例としてみたように、スポーツをめぐる文化は社会の仕組みや歴史的変動の影響によって変化することが知られている［菊 2012: 4］。元々は一部のトップアスリートのためだけの筋トレが、一般人が健康を獲得する、あるいは自己実現のために行う一般化された文化へと変容したことが確認できる。このような文化変容の様子は人文社会系の研究対象になりうる。そして、スポーツを文化として捉え、解釈・分析していくための概念にスポーツ文化複合がある。スポーツ文化複合とは、スポーツを技術文化、精神文化、社会文化の諸要素が有機的に織りなして創る構造的複合体としてみる考え方である［寒川 2017: 8-9］。具体的には人と人との関係を規制する社会文化、価値と関わる精神文化、自然を人間にとって有用にしたりあるいは物を作ったり、操作することに関わる技術文化の諸要素に分類できるという［宇佐美 2004: 16］。サッカーを例にとると、ルール・テクニック・戦術などの技術文化を中心として、組織などの人間関係を調整する社会文化とサッカーの実施を保証する（サッカーを肯定する思想）精神文化とが支える複合体であると説明することができる。こうした概念を用いて、いまや一般化された筋トレによるボディメイク、そして、その成果としてのボディコンテストについて技術文化・精神文化・社会文化の3要素から文化としての解釈を深めたい。

２　ベストボディ・ジャパンというボディコンテスト

先述の通り、かつて一部のアスリートのための筋トレが一般化し、その結果、一般人が筋トレの成果を競う場としてのボディコンテストが増加している。日本国内においても、日本ボディビル協会（ＪＢＢＦ）や一般社団法人ベストボディ・ジャパン協会（以下、ＢＢＪ協会）、Fitness World Japan（FWJ）、サマースタイルアワード（ＳＳＡ）、Asia Physique Federation（APF）などの多くの主催団体が様々なカテゴリーに分かれて大会を実施している。[4]

本章ではこうしたフィットネス団体の中でもＢＢＪ協会が主催するベストボディ・ジャパン（以下、ＢＢＪ）に着目する。ＢＢＪとは、２０１２年から行われているボディコンテストであり、２０２３年度は日本各地の都市で50大会が開催された。また、出場区分は細分化されており、まず、男女ごとに年齢による区分がある。男性は、フレッシャーズクラス（18歳〜29歳）、ミドルクラス（30歳〜39歳）、マスタークラス（40歳〜49歳）、ゴールドクラス（50歳〜59歳）、レジェンドクラス（60歳〜年齢無制限）に分かれている。そして、女性は、ガールズクラス（18歳〜29歳）、レディークラス（30歳〜39歳）、ウーマンクラス（40歳〜49歳）、クイーンクラス（50歳〜59歳）、プラチナクラス（60歳〜年齢無制限）となっている。そして、筋量に伴うボディサイズの違いによってもカテゴライズされる。各カテゴリーの名称及び審査基準について**表９-１**にまとめる。

表 9-1　BBJのカテゴリー別審査基準

ベストボディ・ジャパン部門	モデル部門	マッスル&フィットネス部門
① 健康美	① スリムな身体	① バランス良く筋肉の付いたスタイル
② 全身引き締まった身体、バランスの取れたスタイル	② スタイルの良さ	② 筋肉を魅力的に魅せる表現力
③ ルックス、顔の表情、表現力	③ ルックス、顔の表情、表現力	③ ウォーキング、ポージング、見せ方
④ ポージング	④ ポージング	④ ステージ上での品格や明るさ
⑤ ウォーキングを含む身のこなし、見せ方	⑤ ウォーキングを含む身のこなし、見せ方	⑤ スポーティーな筋肉美
⑥ 知性、品格、誠実さ	⑥ 知性、品格、誠実さ	

出所）一般社団法人ベストボディ・ジャパン協会HP-審査基準（https://www.bestbodyjapan.com/%e5%af%a9%e6%9f%bb%e5%9f%ba%e6%ba%96-2/, 2023年3月6日閲覧）。

また、各大会は予選審査と決勝審査に分かれており、予選審査では後述する4つの規定ポーズによる審査とウォーキングおよびフリーポーズによる審査が行われ、5人の審査員による審査の上、上位10名が決勝審査へと進む。決勝審査では、再び4つの規定ポーズによる審査が行われ、10名の内上位6名がファーストコール[5]に呼ばれ規定ポーズを行う。その後4名、2名と人数が絞られていき、最終的な順位が決定するという仕組みである。審査の際に行う規定ポーズは**写真9-1**の通りである。

写真上からフロントポーズ、サイドポーズ（右前）、バックポーズ、サイドポーズ（左前）であり、再びフロントポーズに戻る。この動作を司会者の合図に合わせてポーズを切り替えていく。この規定4ポーズと先述の審査基準とを総合的に評価され、順位が決定されるボディコンテストである。大会のコンセプトについてHP上でBBJ協会代表理事・会長兼CEOの言葉として次のように記載されている。「日本中・世界中が笑顔で満ち溢れ、そして心身ともに健康的な生活を過ごすこと。このような思いからこのコンテストを設立しました。また個々の日々のトレーニングの目標や、人生の目標となるコンテストとしても発展してきており

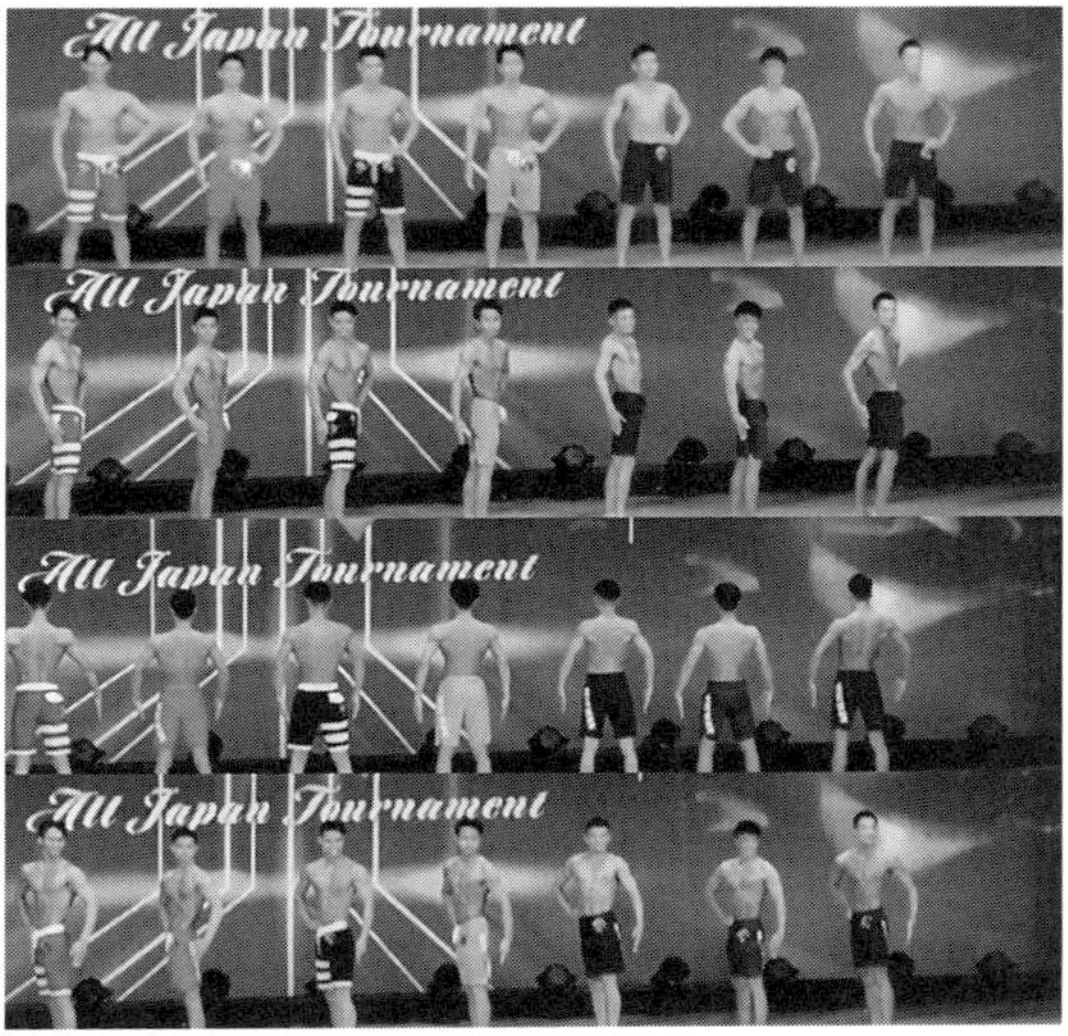

写真 9-1　BBJ 規定 4 ポーズ

出所）主催団体一般社団法人ベストボディ・ジャパン協会の許可を得て、筆者提供。

ます。そしてコンテストのコンセプトの中には外見と共に内面を重視して審査しています。その『知性・品格・誠実さ』を兼ね備えていることが理想の人物像と言えるでしょう。『トレーニングの文化、身体づくりの文化をもっと日本中に広めたい』という思いから発足した『ベストボディ・ジャンパンコンテスト』このコンテストを通じ多くの皆様が健康で長生きすることができるのであれば幸いです[6]（原文ママ）」

大会コンセプトおよび審査基準を概観し、文化としてBBJを解釈するためにスポーツ文化複合という概念を用いる。技術文化、精神文化、社会文化についてみていく中で、次のような視点を持つ。当該集団内において文化がどのように機能しているのか（機能論）、身体行動が何を象徴しているのか（象徴論）、また、当該社会（団体）がどのような文化構造をなしているのか（構造論）、そして、そうした文化を実践者がどう解釈しているのか（解釈人類学）。あるいは、フィギュアスケート、体操、アーティスティックスイム、創作ダンスなどの採点競技との比較も重要な視座をもたらすだろう。

３　ボディコンテストの技術文化

ボディコンテストにおける技術文化としては、ボディメイクのためのトレーニングとより魅力的な身体に魅せるステージ上でのポージングが挙げられるだろう。ＢＢＪに限らず、ボディコンテストに向け筋トレを行う過程では、自らの身体を部位ごとに分けて、弱点部位（ウィークポイント）やストロングポイントという表現をされることがある。これは、各競技団体や出場区分によって評価される身体が異なるため[7]、筋トレにおいて重要視される部位に違いが表れていることを示している。こうした理想の身体を求めて行われる営みについて、マクルーハン［1991］は「身体を『交換可能な部品』と見、『科学の力を借りて』魅力的に改造した身体を夢見るナルシシズム」であると説明している。すなわち、ボディコンテストに出場する選手は自らの身体を、その競技に特化した身体へと加工する技術を身に付けていくのである。

さらに、ボディコンテストにおける技術文化は上記のような身体加工のみならず、身体技法の場面にもみられる。ボディコンテストにおける身体は文化的制約を受けているといえる。身体技法における文化的制約とは「しようと思えばできるのに、あえて社会の決まりとしてしない、あるいは社会の決まりとしてしなければ都合の悪い動き」［寒川 2017: 52–53］を指す。この項目はボディコンテストでのポージングが該当する。たとえ自分自身の身体をより魅力的に表現する動きがあったとしても、既定４ポーズというルール上の制約がある。こうした身体技法における文化的制約はスポーツの場面ではより顕著にみられる。その厳密に動きを規定した約束事の中で、だれが最も優れたパフォーマンスを見せることができたか、その動きの出来栄えを評価するのがスポーツである。選手は制限された動きの中でより魅力的に魅せるための身体技法を身に付けていくことになる。

選手たちはＢＢＪにおいてはステージ上で、自らの身体をより魅力的にみせるための身体加工やポージングにおける身体技法といった技術文化を有していると考えられる。そして、日本にはからだの動きを導く心を評価するという文化を有する古武道の存在がある。古武道では、型の模倣と反復を繰り返しながら、その流派において良いとされる型を目指す。その際に技以上に「心の在り方」が重要視され、同時に評価されるという［田邊・寒川 2017: 54–55］。この心の在り方については、次の精神文化で詳述する。

４　ボディコンテストの精神文化

既出の通り、精神文化とは対象となる事象の価値に関わるものである。ここではＢＢＪの価値について確認し、そこに表出する精神文化についてみていくこととする。まず、大会コンセプトからＢＢＪの持つ価値を明らかにしたい。ＨＰに記載されている内容からＢＢＪの大会価値（目指すべき理想）は次のように要約できるだろう。「知性・品格・誠実さを兼ね備えた理想の人物として、笑顔で健康的に過ごすためのトレーニング文化を日本中に広めること」であり、ＢＢＪコンテストへの出場、あるいは出場を目指す過程で、先述のような資質を身に付け、価値を創出することを目指しているといえる。特筆すべきは健康的肉体美を競うコンテストにおいて外見だけでなく、個人の内面にあたる知性や品格、誠実さをも併せ持つことを価値として見出している点だろう。肉体（外見）と精神（内

面）の関係性については心身論として議論されているが、ここでは筋肉的キリスト教の考え方を紹介したい。(8)

筋肉的キリスト教とは、チャールズ・キングスリ牧師らによって創始された肉体の鍛錬を伴うスポーツ等を人格形成の手段として積極的に価値づける思想運動である〔坂上 2012: 11〕。そうした思想は、古代ローマの詩人の言葉とされる「健全なる精神は健全なる身体に宿る」というフレーズを踏襲するスポーツにおいて、身体と精神の間に不可分な関係があることを示している〔松尾 2017: 62〕。また、身体美が努力によって改善・向上するという観念は、その種の努力を惜しむべきではないという合意を持つ〔河原 2012: 68-69〕。その結果、身体美の不全や喪失は努力の不足、道徳的怠慢とさえみなされかねない。つまり、ＢＢＪにおいて評価される身体美を獲得している者は、努力を怠ることのない健全な精神を有している者であると周囲も認識することができるのである。

ＢＢＪの有する価値は「知性・品格・誠実さを兼ね備えた理想の人物として、笑顔で健康的に過ごすためのトレーニング文化を日本中に広めること」であり、そこで評価される身体美の持ち主は同時に、健全な精神を宿しているという共通認識を得ているといえる。身体美の獲得とそれに伴う健全な精神の涵養を成し遂げられることがＢＢＪにおける精神文化であると考えられる。

5　ボディコンテストの社会文化

最後にボディコンテストの社会文化である。本章の冒頭でも示したように社会文化とは人と人との関係を規制するものである。つまり、ＢＢＪに参加する人々を規制するための機能や構造について取り扱う。当然ながらＢＢＪの参加者は主催団体であるＢＢＪ協会の定める規則に従わなければならない。コンテスト開始当時は着用するサーフパンツは出場者の自由であった。しかし、ＢＢＪ協会は審査の公平性を確保するために、２０１９年度より指定の公式ウェアの着用を義務付けている。指定ウェアの導入は審査の公平性の担保だけでなく、参加者の集団意識を醸成する機能を果たすと考えられる。理解を助けるためにここでは集団をある種の民族として捉えてみよう。民族とは文化の伝統を共有することによって歴史的に形成され、同族意識をもつ人々の集団であると定義される［Shinjiit 2011: 25］。とするならば、共通の衣装（指定ウェア）を導入することはＢＢＪの参加者に同胞としての集団意識を醸成しうるものであると解釈できるのではないだろうか。これはスコットランドのハイランドゲームス(9)にもみられるような、アイデンティティの創出と確認として機能しているといえる。

また、ＢＢＪ協会はコンテスト出場選手を対象に公認講師によるポージング練習等のレッスンを企画している。筋肉を肥大させ、体脂肪を削ぎ落し、ギリシア彫刻のような身体を作り上げるだけではＢＢＪで評価されない。審査項目としての規定４ポーズの動作を学習し、身に付けなければ真に評価される身体とはなりえないのである。規定４ポーズはＢＢＪ固有の身体技法であり、文化行動である。そうした動きを公式レッスンによって出場者に伝えていく。公式レッスンの場では、身体技法だけでなく、表情やステージ上でのリズム、さらには選手としての心構えといった内面に至るまでの指導を受けることになる。ある社会（集団）の成員として生きていくために文化を学習していくことを「文化化」と呼ぶ［真田 2004: 67］。まさしくこの公式レッスンはＢＢＪ協会における文化化を促進するための取り組みとして機能しているといえるだろう。このように共通の衣装（指定ウェア）に身をまとい、共通の身体技法（規定４ポーズ）を行い、共通の目的（大会コンセプトの達成）のために研鑽する同胞という意識を参加者にもたらす規定や取り組みがＢＢＪにおける社会文化であると考えられる。

おわりに

ここまでスポーツ文化複合という概念を主として、ボディコンテストの文化的解釈を進めてきた。今一度、ＢＢＪの身体文化、精神文化、そして、社会文化についてまとめる。ステージ上で、自らの身体をより魅力的にみせるための筋トレ・除脂肪による身体加工や文化的制約を受けた中でのポージングという身体技法といった点が技術文化にあたる。また、技術文化によって身に付けた身体美、それ同時に健全な精神の涵養をも成し遂げられることがＢＢＪの価値であり、精神文化であるといえるだろう。そして、統括団体であるＢＢＪ協会の果たす社会文化は、指定ウェア導入による選手のアイデンティティ創出や、公式レッスンでの選手の文化化にあるといえる。こうした諸要素が有機的に織りなされた構造的複合体がＢＢＪであると解釈できる。そして、創立10周年に当たる２０２２年度から各地方大会の上位入賞者のみが参加できるＢＢＪ日本大会が両国国技館で実施されている[10]。既存の価値にこうした伝統を思わせる空間や仕掛けを加えながら、ますますＢＢＪを取り巻く文化は変容していくだろう。

そして、最後に近年のフィットネスブームを象徴するような「筋肉は裏切らない」という言葉について再度言及しておきたい。「人生１００年時代」と言われる現代において人々は様々なストレスにさらされている。複雑化する人間関係や雇用形態の変化に伴う仕事の悩み、老後２０００万円問題等の金銭面を含めた将来への漠然とした不安など自己の努力の範疇を超えた問題に直面し、半ばあきらめに似た感情を抱かざるを得ないような状況に身を置く人も少なくない。そのような社会において、筋肉・筋トレはその限りではない。自己が正しく努力を積み重ねることで筋肉の成長、身体の変化という目に見える明らかな成果を手にすることができる。報われることの少ない現代社会において筋肉・筋トレだけは決して、自分自身を裏切ることなく、確実に対価を与えてくれる。こうした筋トレの持つ性質が人々を魅了し、フィットネスブームは拡大していると考えられる。人々を取り巻く大きな枠組みとしての社会状況と個人が有する精神的な問題、それらを解消するツールの１つとして筋トレがあり、そうした人たちが競い合い、称え合う空間としてボディメイクコンテストが機能していると解釈することができる。

注

（１）スポーツ庁、２０１３、体力・スポーツに関する世論調査（https://www.mext.go.jp/prev_sports/comp/b_menu/other/__icsFiles/afieldfile/2013/08/23/1338732_1.pdf，２０２３年２月28日閲覧）。
（２）スポーツ庁（２０２０）令和２年度「スポーツの実施状況等に関する世論調査」について（https://www.mext.go.jp/sports/content/210225-ken_sport01-000012987.pdf，２０２３年３月６日閲覧）。
（３）公益社団法人　日本ボディビル・フィットネス連盟ＨＰ（https://www.jbbf.jp/Other/JBBF_Gaiyo.html，２０２３年２月24日閲覧）。
（４）ボディビルやフィジーク、ビキニなど男女の性別や筋量に伴うボディサイズの違いによってカテゴライズされており、既定のポージングにも特徴があり、評価される身体に違いがある。
（５）審査員のジャッジの結果から司会者によって選手のゼッケン番号が読み上げられる。ここで番号を呼ばれた選手は上位入賞の可能性が高いとされている。
（６）一般社団法人ベストボディ・ジャパン協会ＨＰ‐大会コンセプト（https://www.bestbodyjapan.com/about/，２０２３年２月24日閲覧）。
（７）ボディビルとフィジークでは大腿部の評価の有無やＶシェイプの重要度の違いによって評価される身体に明確な違いが出ると考えられている。
（８）心が身体の一部分として存在しているとする心身一元論と、心は身体とは切り離された別物であると捉える心身二元論がある。

日本は古来より心身一元論的思想を持ち、心身一如といった言葉も用いられていた。一方、心身二元論は古代エジプトの時代から人々に信仰されており、キリスト教の教義にも用いられている。

（9）毎年6月から9月にかけて開催されるスポーツ競技会で、参加者は全員キルトと呼ばれるタータン柄のスカートを身にまとうスコットランドの伝統行事である［木内 2017: 186–187］。

（10）各部門上位3名が日本大会への出場権が得られる。

参考文献

〈邦文献〉

宇佐美隆憲［2004］「フィールドワーク――スポーツを描く方法論――」、寒川恒夫編『教養としてのスポーツ人類学』大修館書店。

河原和枝［2012］「ボディビル・エアロビクス・フィットネス」、井上俊・菊幸一編『よくわかるスポーツ文化論』ミネルヴァ書房。

木内明［2017］「スコットランドのハイランドゲーム」、寒川恒夫編『よくわかるスポーツ人類学』ミネルヴァ書房。

菊幸一［2012］「スポーツ文化論の視点」、井上俊・菊幸一編『よくわかるスポーツ文化論』ミネルヴァ書房。

坂上康博［2012］「近代オリンピックの誕生」、井上俊・菊幸一編『よくわかるスポーツ文化論』ミネルヴァ書房。

真田久［2004］「スポーツの文化化・教育」、寒川恒夫編『教養としてのスポーツ人類学』大修館書店。

シンジルド、C.［2011］「民族と国家――集団意識はどのように生まれるのか?――」、奥野克己・花渕馨也共編『文化人類学のレッスン［増補版］』学陽書房。

寒川恒夫［2017］「スポーツ文化複合」、寒川恒夫編『よくわかるスポーツ人類学』ミネルヴァ書房。

――――［2017］「身体技法としてのスポーツ技術」、寒川恒夫編『よくわかるスポーツ人類学』ミネルヴァ書房。

田邊元・寒川恒夫［2017］「評価される動き」、寒川恒夫編『よくわかるスポーツ人類学』ミネルヴァ書房。

松尾俊輔［2017］「アルゼンチンの『スポーツによる人種改良』?:20世紀初頭の身体‐神経‐精神と優生学」、寒川恒夫編『よくわかるスポーツ人類学』ミネルヴァ書房。

〈欧文献〉

McLuhan, M.［1951］*The Mechanical Bride : Folklore of Industrial Man*, Vanguard Press（井坂学訳『機械の花嫁――産業社会のフォークロア――』竹内書店新社，１９９１年）．

第10章 健康づくりのための球技スポーツの可能性

井口 祐貴

はじめに

昨今では、身体活動・運動が人々の疾病の予防治療や発育発達に有効であることを示す科学的根拠が集積されている。しかし、その一方で、「国民健康・栄養調査」［厚生労働省 2019］によると、日本における20歳以上の運動習慣のある人の割合は、男性で33・4％、女性で25・1％にとどまっており、決して高い割合であるとは言えない。私たちの健康の維持増進のためには身体活動・運動が重要な因子であることは事実であったとしても、運動習慣のない人の中には、運動やスポーツに興味関心をもっており、機会さえあればやってみたいと思う人もいれば、身体を動かすことには、まったく興味がなく、やる気がそもそもないという人もいて、その考え方は多様である。

運動習慣のある人と運動習慣のない人を比較すると、平均寿命に顕著に差があることが明らかになっている。さらに、運動として継続的に実施していた「スポーツ種目」によっても平均寿命に差があり、寿命を延ばす可能性のあるスポーツ上位3種目は球技スポーツであったことが報告されている［Schnohr et al. 2018］。ゲーム性を有した球技スポーツは、身体的な負荷に伴う身体適応に加えて、グループワークなどの適性も有することから、大学の体育実技の授業種目としても導入されることが多い。筆者の所属する大学においても、様々な球技スポーツを授業科目として採用しており、非常に人気がある。スポーツ健康科学に関する専門家の下で学ぶ大学の授業は、ヘルスリテラシーの向上にも貢献することが期待される。加えて、同世代と共に運動・スポーツに関わることは、履修学生の授業活動を通じた健康づくり、運動習慣形成、生涯スポーツの観点から鑑みても非常に重要であり、球技スポーツに期待される役割は決して少なくないと筆者は考える。

本章では、教育現場における体育・スポーツ系の実技授業、生涯スポーツ活動の視点に立ち、科学的な知見も交えながら、球技スポーツが人々の健康づくりに果たす役割について考察したい。

1　現代社会が抱える健康課題としての「身体不活動」

「身体活動」とは、安静にしている状態よりも多くのエネルギーを消費する、骨格筋の収縮を伴うすべての活動と定義される（厚生労働省 2023）。それは、日常生活における家事、労働、通勤、通学等に伴う「生活活動」と、体力（スポーツ競技に関連する体力と健康に関連する体力を含む）の維持・向上を目的として、計画的・定期的に実施される「運動」の2つに分けられる。現代社会に生きる私たちは、急速なテクノロジーの発達により、とても豊かで便利な社会生活を送れている一方で、1日の中での生活活動のほとんどを「座位行動（座ったり寝転んだりして過ごすこと）」などに代表される「活動しない状態 ＝ 身体不活動」が占める割合が増えており、世界中で問題となっている。それについて、世界保健機関（ＷＨＯ）は、２０１０年に「健康のための身体活動の世界的な推奨」を行っており、その中で人々の死亡リスクを高める要因として、高血圧・喫煙・高血糖に続く第4の危険因子として「身体不活動」を明記している。

近年では、身体活動や運動をよく行っている人々が、様々な病気への罹患率が低くなる傾向があること、メンタルヘルスや生活の質の改善に効果をもたらす可能性があることなどを示した知見が散見されるようになった。一方で、令和元年の国民健康・栄養調査における20歳以上の1日あたりの歩数の平均値±標準偏差は、男性では、6793±4564歩／日、女性では、5832±3863歩／日であったと報告がなされており、歩数の経年変化については、男女ともに年々低下傾向にあることが示されている。加えて、世界20カ国における平日の総座位時間を調査した研究では、日本人の総座位時間は世界的にみてもかなり長いことが報告されている［Bauman et al. 2011］。身体不活動な生活習慣に起因する体力低下が、生活習慣病を引き起こす危険因子として位置付けられている現状を鑑みても、多くの人が無理なく日々の生活の中で運動を実施する方法の提供や環境を創出することは喫緊の課題であるといえる。

2　健康づくりのための身体活動としてのスポーツ

健康づくりのための身体活動・運動に関する運動処方の活動基準として、厚生労働省ならびに世界保健機関（WHO）のガイドラインを**表10－1**に示した。日本の厚生労働省とWHOの基準値は、主として健常者の疾病予防のための基準として示されている。いずれの基準値も成人を対象として、64歳未満と65歳以上に区分した基準値が提案されている。一般的に、身体活動量を定量化するためには、「どのくらいハードに運動したか？」の指標である

「強度」と、「どのくらい運動したか？」の指標である「時間」の情報が必要である。「強度」の単位には様々なものがあることは知られているが、運動処方の基準として最もよく用いられている単位の1つにメッツ（Metabolic Equivalent for Tasks : METs）がある。メッツは、日常生活行動を含めた各種の活動の代謝当量を表し、座る・横になるなどの安静状態のエネルギー消費を1メッツとした時にその何倍のエネルギーを消費したかを示すものである。数多の運動や生活活動の強度について、メッツの一覧表が「身体活動のメッツ（METs）表」として作成されている［国立健康・栄養研究所 2011］。また、身体活動によるエネルギー消費量（kcal）は、「メッツ×時間（h）×体重（kg）」で推定することが可能である。たとえば、体重60kgの人が、30分の歩行（3メッツ）を行った場合、エネルギー消費量は、3（メッツ）×0・5（h）×60（kg）＝90㎉となり、エネルギー消費量は90㎉であったと推定することができる。

運動強度の目安としては、1・5メッツ未満を「安静」、1・5以上3メッツ未満を「低強度」、3以上6メッツ未満を「中強度」、6メッツ以上を「高強度」の活動として定義がなされている。なお、**表10－1**にもあるように、64歳未満の基準値は、いずれも3メッツ以上の運動強度として設定、推奨されている。「3メッツ以上の身体活動を週23メッツ・時以上」という定義は、概ね「1日60分以上の身体活動」、「1日8000歩以上」に相当する基準である［厚生労働省 2023］。この基準を上述した我が国の20歳以上の1日あたりの平均歩数（平均値）で換算すると、個人差は大きいことが前提であるが男性では、およそ1000歩／日、女性では、およそ2000歩／日ほど、推奨値から不足している。そのため、1日あるいは1週間の中で何か不足分を補うための身体活動が必要になる。

たとえば、日本の教育現場での18歳以上を対象として考えた場合、ヘルスリテラシーの向上、健康づくり、運動習慣形成をその広義な目的としている大学での体育・スポーツ活動（一般体育と呼ばれる教養系科目のスポーツ実技授業

表10-1　健康づくりのための身体活動の基準と身体機能の維持向上のための運動処方

	対象（歳）	運動強度など	量（下限）
健康づくりのための身体活動基準2013	18-64	>3METS	23METS・時／週
		息が弾み汗をかく	60分／週
	>65	—	40分／日
世界保健機関（WHO）	18-64	>3METS	300分／週
		>6METS	150分／週
	>65	マルチコンポーネント運動	3回／週

注）マルチコンポーネント運動とは、有酸素運動や筋力トレーニングのほか、身体のふらつきを防ぎ、バランスを維持するためのトレーニングも組み合わせた身体活動のことを指す。
出所）厚生労働省［2013］、WHO［2010］をもとに筆者作成。

も含む）であれば、1回あたり60～90分程度（授業形態によっては、それ以上）の運動時間が確保される。これは、厚生労働省が「健康づくりのための身体活動・運動ガイド２０２３」において推奨している歩行またはそれと同等以上の強度の身体活動を1日60分以上という推奨基準を十分に満たす可能性のあるものである。

表10‐2に、例として筆者の所属している大学において開講されているスポーツ実技授業の運動種目に対応するメッツ表を作成した。なお、各運動種目の活動レベルは、筆者の所属している大学の授業をイメージして作成している。仮に、大学の授業内で「バレーボール」や「バドミントン」を実施したとすると、バレーボールであれば、1回でおよそ4・0～6・0メッツ、バドミントンであれば、1回でおよそ5・5メッツの身体活動量を確保することが可能となる。すなわち、週に1回、授業を受講したとすると、計算上は、健康づくりのための国内外のガイドラインの3分の1から4分の1を、1回の授業に参加しただけで充足することができると考えられる。現況、我が国における18歳人口の大学進学率は50％を超えていることを鑑みると、大学における体育・スポーツ系の実技授業は、受講生のヘルスリテラシー向上を目指しつつ、運動を実施する方法の提供や環境の創出、生涯にわ

表10-2　スポーツ実技授業における種目ごとのメッツ表

メッツ	運動種目の例
4	卓球
4.8	ゴルフ
5	ベースボール
3.5-6.0	ウェイトトレーニング（コンディショニング運動）
4.0-6.0	バレーボール
5.3	アクアエクササイズ
5.5	バドミントン
6.5	バスケットボール
7	サッカー
7.3	テニス
7.3	エアロビクスエクササイズ

出所）国立健康・栄養研究所［2011］改訂版「身体活動のメッツ（METs）表」をもとに筆者作成。

たる運動習慣形成を行うという意味でも、非常に重要な役割を担っていることが考えられる。

スポーツの運動強度は、取り組むスポーツ種目や、その活動内容、活動レベルに依存するものの、概ね**表10－1**に示したガイドラインを容易に充足する。多忙かつ利便性の高い日常生活の中で十分な身体活動量を獲得することが困難な現代人にとって、限られた時間の中で効率的に身体活動を行うことができるスポーツ活動は、健康づくりのための身体活動として非常に有用なツールであることは間違いない。

3　運動としての球技スポーツの可能性

運動が健康に及ぼす効果を見た多くの研究は、歩行やジョギング、サイクリング等の有酸素運動を用いたトレーニングが、心肺機能や代謝系へ与える影響について焦点を当てているものや、骨強度や筋機能、筋量への身体的応答に関するストレングストレーニングの効果について焦点を当てているものが多く、それらは、トレーニングによって健康増進を目指す人々の関心も非常に高い。健康づくりのための身体活動の1つとして、スポーツ活動が有用であることは先に述べた通りである一方で、私たちの健康維持に、どのようなスポーツ種目を行うことが、より効果的なのかについては、未だ議論の余地が残されている。

２０１８年に発表されたデンマークのコペンハーゲンで行われた追跡調査（コペンハーゲン調査）の報告［Schnohr et al. 2018］では、様々なスポーツ種目は人々の寿命の延伸に異なる影響を与える可能性を示唆している。当該論文の具体的な結果として、運動習慣のない人と運動習慣のある人の平均寿命を比較したところ、運動習慣がない人と比較して、テニスが9・7年、バドミントンが6・2年、サッカーが4・7年、サイクリングが3・7年。水泳が3・4年、ジョギングが3・2年、健康体操が3・1年、スポーツジムでの活動が1・5年、寿命を延ばす傾向がみられたことを報告している。当該研究のみで、各スポーツ種目の実施と寿命延伸との明確な因果関係を証明するものではないが、上位3種目が、球技スポーツであることは非常に興味深い点である。当該論文の研究者らは、その理由として、テニス、バドミントン、サッカーは1人ではなく、2人以上で活動する球技スポーツで、活動を行う際の参加者同士の交流とコミュニケーションが活発であることに着目している。

昨今では、サッカー、ハンドボール、バスケットボールなどのスポーツ種目、すなわち、有酸素運動と無酸素運動の要素を含み、スプリント、加速、方向転換、減速、ジャンプなど競技特有の諸動作が含まれるような球技スポーツ種目に関して、人々がレクリエーションとして定期的に参画した時に得られる健康効果について着目した研究も行われている。

たとえば、サッカーを対象とした研究結果［Krustrup et al. 2010］では、中高年の研究参加者を、「ジョギング」、「インターバルトレーニング」、「サッカー」、「筋力トレーニング」、「とくに運動しない」の5グループに分け、12週間後の生活習慣病に関わる項目に対して測定を行った。その結果、サッカーを行っていたグループは、ジョギングを行なっていたグループよりも脂肪率の減少が大きく、インターバルトレーニングを行なっていたグループと同程度の持久力の向上が見られ、筋力トレーニングを行なっていたグループと同程度に筋力・骨密度が向上したことが報告されている。

図10－1は、Krustrup et al.［2010］が、運動中の身体的負荷とそれによりもたらされる代謝系、循環器系への効果、測定が可能な身体的指標の変化をあげ、トレーニングの分類、体力の種類、測定指標と生活習慣病のリスクとの関連性をモデル的に図示した図を基に作成した。健康づくりのための運動に際しては、異なる運動様式を組み合わせることで、多様な側面から体力要素を刺激することができると考えられている。様々な体力要素を刺激することで、生活習慣病のリスクを低減するなど、重要な意義をもたらすことができる。そのため、プレー中に際して、有酸素性、無酸素性の体力要素など複合的な要素で構成されるサッカーは、生活習慣病予防を考慮した身体活動・運動として有効である。加えて、サッカーに限らず、ハンドボールやバスケットボールなどの球技系チームスポーツ種目においても、高速度下でのランニング、スプリント、ターン、ジャンプ、タックルなど、サッカーを実施した際に出現する運動様式と類似しており、同様の健康効果を得られる可能性は十分に考えられる。

さらに、身体活動・運動としての球技スポーツに関するいくつかの研究では、単純な体力要素とは異なる指標として、興味深い点が報告されている。それは、サッカーなどの球技スポーツでは、高強度運動の反復や、高い持久性が身体的に要求されるにも関わらず、ジョギングを行う人やインターバルトレーニングを行う人と比較して、運動強度が高いにもかかわらず、主観的な疲労度が低い（運動者自身があまり疲労を感じにくい）または心理的効果（楽しさ）が大きいという側面が示唆されていることである。球技スポーツは、個人およびグループなどで黙々と行う運動・トレーニングとは異なり、ゲーム性を有するレクリエーションの中で、プレーを構成する要素やチームメイト

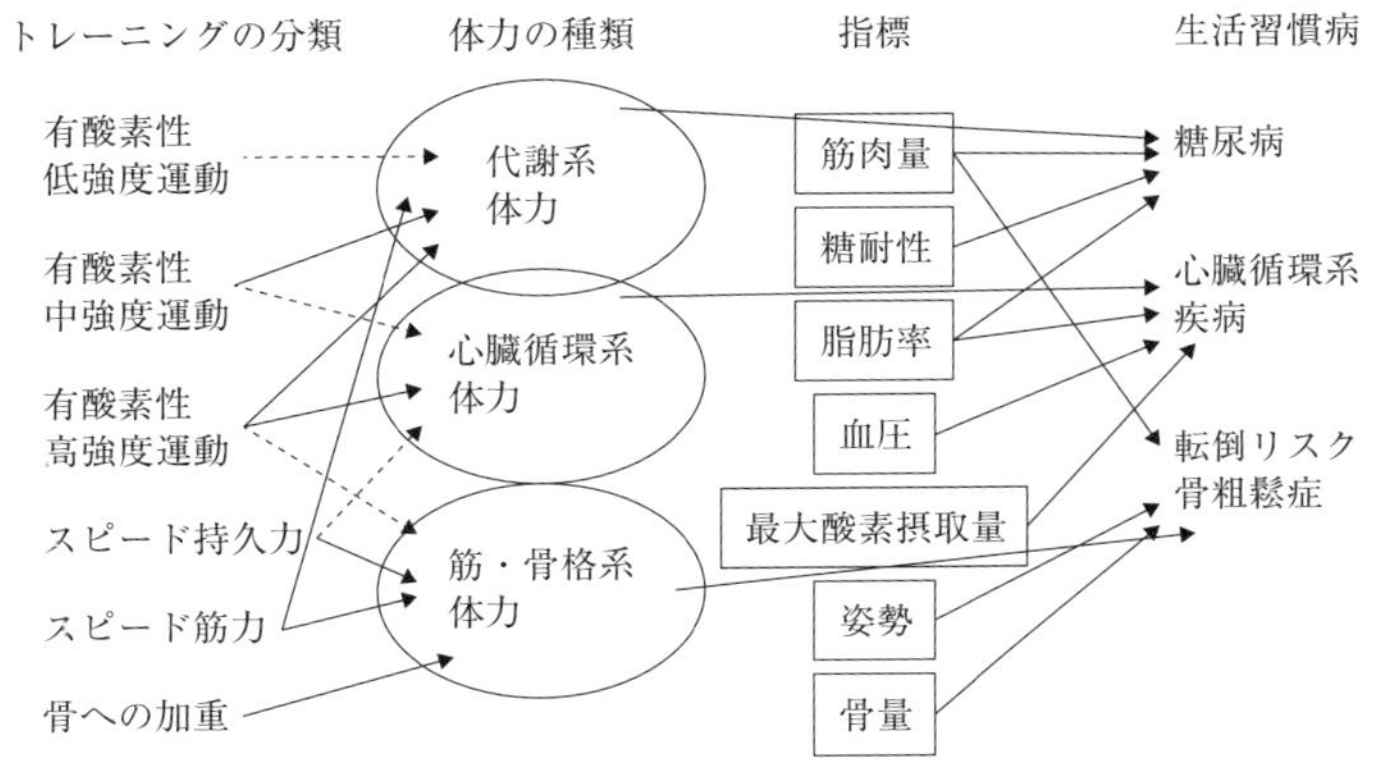

図 10-1　各体力要素のトレーニングが生活習慣病に及ぼす効果

出所）Krustrup et al.［2010］をもとに筆者作成。

との相互作用に関して、より集中している。それゆえに、継続的に身体を動かし続けることが可能であることも関係しているのではないかと考えられている。

球技スポーツは、運動として取り入れる際、様々な条件設定において工夫がしやすいことも重要なポイントである。たとえば、運動強度（運動中の心拍数など）については、参加者個々のプレーエリアや人数によって影響を受けることが知られている。したがって、運動対象や環境に合わせ、プレー人数、プレーに関する制約、コートサイズなどのオーガナイズ（条件設定）をより詳細に工夫することでより安全かつ効果的に運動の効果を得ることが可能である。様々な人々にとって、球技スポーツが、1つのレクリエーションとして楽しむものだけではなく、健康増進を担う運動として、楽しみながら身体不活動な私たちの生活習慣を改善する非常に有用なツールとして、今後十分に機能していくことを期待したい。

おわりに

人々が身体活動・運動としてのスポーツに参加する理由は、喜怒哀楽の感情の共有や、レクリエーション、リラクゼーション、競争、社会参画、そして健康の維持増進など、数多く考えられる。また、球技系のチームスポーツは、身体的な負荷に伴う身体適応に加え、団体競技の特異的な利点を活かした心理的影響やコミュニケーションツールとしての効果も期待することができる。そのような観点からも、ゲーム性を有した球技スポーツは、アスリート（競技者）の為のエリートスポーツのみならず、生涯スポーツ・学校体育（スポーツ）・余暇活動として等々、幅広く私たちの健やかで豊かな生活に貢献できる可能性を有している。

参考文献

〈邦文献〉

綾部誠也・廣木武士［2022］「生涯フットボール――Football is Medicine――」『フットボールの科学 2023』18（1）、293-301。

厚生労働省［2013］「健康づくりのための身体活動基準2013」。

――――［2019］「令和元年 国民健康・栄養調査」。

――――［2023］「健康づくりのための身体活動・運動ガイド2023」。

国立健康・栄養研究所［2011］『改訂版 身体活動のメッツ（METs）表』（https://www.nibiohn.go.jp/eiken/programs/2011mets.pdf, 2024年7月10日閲覧）。

世界保健機関（WHO）［2010］*Global Recommendation on Physical Activity for Health.*

日本運動疫学会ほか［2021］「要約版 WHO 身体活動・座位行動ガイドライン（日本語版）」。

〈欧文献〉

Bauman, A. et al. [2011] "The Descriptive Epidemiology of Sitting: A 20-Country Comparison Using the International Physical Activity Questionnaire (IPAQ)," *Am J Prev Med*, 41(2), 228-235.

Krusutrup, P. et al. [2010] "Recreational football as a health promoting activity: A topical review," *Scond.J.Med.Sci.Sports*, 20 Suppl 1, 1-13.

Patience, M.A. et al. [2013] "Sports game play: a comparison of moderate to vigorous physical activities in adolescents," *J Sch Health*, 83, 818-823.

Schnohr, P. et al. [2018] "Various Leisure-Time Physical Activities Associated with Widely Divergent Life Experiences: The Copenhagen City Heart Study," *Mayor Clinic Proceedings*, 1-11.

第11章

アスリートとメンタルヘルス

松本　直也

はじめに

「アスリートはメンタルが強い」。はたして本当にそうだろうか。一般的にアスリートと呼ばれるスポーツ選手は、普段から厳しい練習に耐え、それぞれの目標に向かって努力し続けていることから、身体的な側面はもちろん、心理面においても強く鍛えられていると認識されやすい。しかしながら、近年多くのトップアスリートが精神的不調を訴え、スランプに陥り、競技の継続が不可能な場合も見受けられるようになってきた。２０２１年に開催された東京オリンピックでは、アメリカ体操代表のシモーネ・バイルズ選手（Simone Biles）が精神的ストレスを理由に途中棄権した。オリンピックの水泳競技で合計28個のメダルを獲得したオーストラリアのマイケル・フェルプス選手（Michael Phelps）は、２０１６年のリオデジャネイロオリンピック後に引退し、現役時代不安障害やうつ病を患い、自殺まで考えていたことを公表した。また、女子テニスの大坂なおみ選手は２０２１年の全仏オープン試合後の記者会見をボイコットし、長くうつ病に悩んでいたことを公表した。

世界保健機関（ＷＨＯ）は、メンタルヘルスを「人々が人生のストレスに対処し、自らの能力を発揮し、よく学び、よく働き、地域社会に貢献することができる健全な状態」と定義している。[1] 健康とは、単に病気をしていないというだけでなく、肉体的にも、心理的にも、社会的にも幸福（well-being）な状態にあることを指すが、主に精神的健康を保持・向上させる諸活動をメンタルヘルスと呼ぶ。

トップアスリートのメンタルヘルスに関する問題は、競技の中断、引退、選手自身の告白などから、近年数多く報告されるようになってきた。現役プロサッカー選手と引退した選手を対象にメンタルヘルスに関する調査を行ったGouttebarge［2015: 190-196］によると、メンタルヘルスの不調の有病率は、１４９人の現役選手で５％（燃え尽き症候群）から26％（不安／抑うつ）、１０４人の元サッカー選手で16％（燃え尽き症候群）から39％（不安／抑うつ）であったと報告している。さらに、心理社会的問題の有病率は、現役選手では３％（低い自尊心）から26％（不利な栄養行動）、元サッカー選手では５％（低い自尊心）から42％（不利な栄養行動）となった。この結果から、メンタルヘルスの問題は現役選手だけではなく、引退した選手にも関連する問題であることが理解できる。

また、日本でも国立研究開発法人国立精神・神経医療研究センター（NCNP）およびラグビーフットボール選手会が、２０１９年から２０２０年に掛けて、トップリーグに所属する選手を対象にメンタルヘルスに関する調査を実施した［Ojio et al. 2021］。結果は、２５１名のうち32・3％（81名）が過去一ヶ月間に心理的ストレス、４・８％（12名）がうつ・不安障害の疑いがあった。５・２％（13名）は重度のうつ・不安障害の疑いに相当する状態を経験していた（重度とは社会機能に支障をきたす程度）。７・６％（19名）は、過去２週間に希死念慮（自分の人生を終わらせることを考えること）を経験していた。メンタルヘルスの不調を抱える選手では、不調のない選手に比べて、体調変化、お酒のトラブル、試合への出場機会の低下、競技力の低下、引退後の生活を意識している等の経験や体調の変化を高い割合で経験していることが示唆された。[2] 日本のラグビー選手においても、海外アスリートや一般人と同様にメンタルヘルス上の課題を経験している可能性が高いことが示唆されたといえよう。

このような調査から、日頃から厳しいトレーニングを行い、大観衆の前でトップパフォーマンスを披露するアスリートにおいても、メンタルヘルスに問題を抱える場合が少なくないことが理解できる。この章ではアスリートのメンタルヘルスについて考えてみたい。

1　スポーツにおける「心・技・体」

スポーツにおいて、良いパフォーマンスの発揮のためには「心・技・体」が重要であると言われており、スポーツにおいて競技力向上を目指すには、そのスポーツの技術的、戦術的側面、体力的側面、そして心理的・社会的側面からそのスポーツを捉える必要がある。それぞれの側面は互いに影響を及ぼしながら全体として統合されているため、技術、戦術、体力的側面に心理的・社会的側面も含めた競技力全体との関連性を考えることが大切になる。たとえばサッカーの試合の終盤に勝敗を決定づけるような場面において、個々の技術やチームとしての戦術に加えて、プレッシャーを跳ね返し、集中してプレーする心理的側面や、冷静に状況を判断し実行するプレーを選択する知的側面からプレーを捉えることも必要になる。このような競技スポーツにおける心理的側面に対するアプローチは、これまで主にプレーパフォーマンスを最大限に発揮する目的で、アスリートの「やる気」を高めるための目標設定、緊張感を和らげるリラクセーション、新しい技術の習得などに用いるイメージトレーニングなどの心理的スキルトレーニング（メンタルトレーニング）が行われるようになった。

このようなアスリートの心理面でのサポートは、競技中のパフォーマンス向上に限ったものではない。林・土屋

［2012: 1-14］は、トップアスリートの心理的サポートについて、社会的注目の高まりや競技環境の変化から、コーチやチームメイトとの人間関係の円滑化を目的としたサポート、専門家による長期間継続したサポート、チーム状況や個々の選手に応じた心理的サポートの必要性を挙げている。トップアスリートになれば、多くの国際大会に出場し、費用面、注目度など環境の変化への対応が求められると同時に、代表選手ともなればメディアや国民からの期待の高まりによるプレッシャーへの対応が必要となる。試合後の記者会見でのコメントや立ち居振る舞い、SNSによる賞賛や批判など、競技場以外の場面でのサポートや、未成年のアスリートであれば、より一層のサポートが必要となるのである。

日本でトップアスリートに対する長期的な心理的サポートを行った例としては、2015年のラグビーワールドカップ日本代表チームが挙げられる。メンタルコーチとして合宿に帯同し、チームへのコミットメントとモチベーション、代表としての自信、選手間およびコーチングスタッフとのコミュニケーション、リーダーシップ等、約4年間に渡る働きかけは多岐にわたる［荒木 2019: 39-48］。また、スポーツメンタル指導士や臨床心理士といった資格を有するスタッフが、オリンピック選手に対する個別（1対1）のサポートも行われており、長期間の継続したカウンセリングによる心理的サポートの報告がなされている［鈴木 2016: 168-172］。このような心理的サポートを実践できるスタッフを帯同させることができない場合においても、筆者が経験したサッカーのユニバーシアード日本代表チームは、ドクターとトレーナーのメディカルスタッフと協力して、自律神経活性を反映するといわれている唾液アミラーゼ値の測定を行い選手のストレスをチェックし（**写真11－1**）、長期間の海外遠征時やプレッシャーのかかる大会期間中に、選手の精神的、身体的サポートの一助とした［松本 2021: 71-73］。専門のメンタルコーチが長期的に帯同できる種目は、まだ少ないと思われるが、今後トップアスリートに対する長期間にわたる心理的サポートの必要性は高まってくると考えられるのである。

2　バーンアウト

バーンアウトは「燃え尽き」と訳されており、今までの献身的な取り組みが十分に報いられなかったときに生じる情緒的・身体的消耗だと捉えられている。もともとバーンアウトは病院に勤務している看護士に認められた心理的問題を報告したのが始まりだと言われているが、とくに若いアスリートにも当てはまる部分が大きく、これまでも様々な報告がなされている。若いアスリートの特徴としては、保護者の関わりが重要になってくる。勝利へ期待や高い欲求など親からの過度の期待が、子どもにとって過剰なプレッシャーとなることがある。精神的にも、身体的にも発育途上にある子どもたちにとって、保護者からの過度のプレッシャーを感じ、指導者からは適切なアドバイスを貰えない状況が続くと、選手自身がその問題を抱え込み、誰にも相談できずに、更に疲弊していく状態に陥りやすいといえよう。

バーンアウト発症について、中込・岸［1991: 313-323］によると、「成功体験→熱中→停滞→固執→消耗」の大まかなプロセスをたどるとしてい

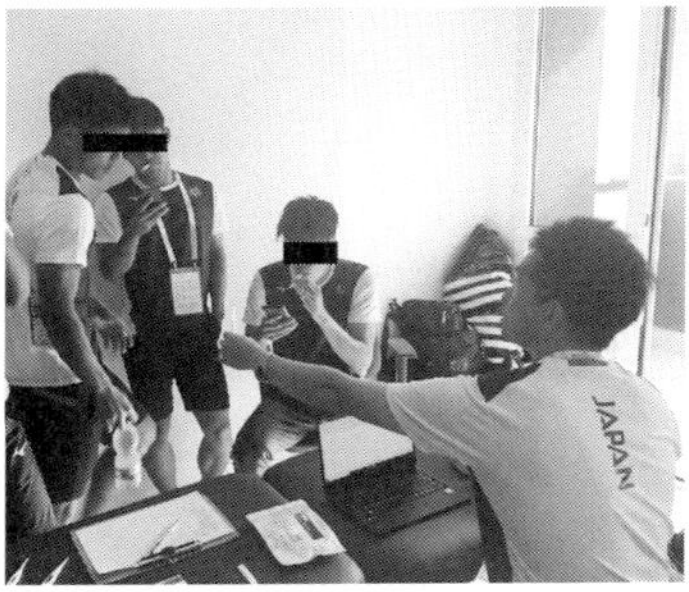

写真 11-1　起床時の測定の様子（2019 年ユニバーシアードナポリ大会）

出所）筆者撮影。

る。競技の開始から比較的初期の段階で、大会での優勝や全国大会への出場といった成功体験を経験すると、モチベーションも上がり厳しい練習にも耐えることができる。また同時に保護者などの周りの期待も高くなり競技に熱中することになる。熱中が続くとさらに高いレベルでの活躍を目標とするが、進学による環境の変化、心身の成長に伴うトレーニング内容の再構築、怪我等によるパフォーマンスの低下により、多かれ少なかれ停滞する時期を経験することになる。競技中心の生活を送っているとその競技に固執し、改善しようと努力するものの望んでいる結果に結びつかず徐々に消耗しバーンアウトに陥ると考えられるのである。

さらに中込・岸［2012: 186-187］は、この一連のプロセスにおける「固執」段階に着目し、「固執」を生みだすバーンアウト選手の特徴を以下のように述べている。

1）パーソナリティ特徴：完璧主義、几帳面、強迫的、執着気質、高い要求水準、自己愛的である。これらは高い競技目標を達成する上では、必要とされる特徴ともいえるが、「停滞」しても柔軟な対応ができず、さらに無理を重ねる傾向が見られる。

2）スポーツのみの同一化（sport only identification）：自身のアイデンティティの大半を競技に求めていると、他へのアイデンティティの切り換えが困難となり、競技状況から離れられなくなる。

3）危機状況での対処行動のつたなさ：バーンアウトに陥るプロセスは、危機的場面での「対処行動」の失敗とも受けとめられる。現時点でその選手がとりうる対処様式は、過去の危機事象での対処経験が影響している。

4）報われない経験：バーンアウトの特徴である心身の消耗は、「報われない」経験が強く関係している。スポーツでは、結果が全ての部分があり、競技成績が出ている間は心理的に問題となる関わり方をしていても、問題が顕在化することは少なく、気づくのが遅れる。

筆者は大学生年代のサッカー選手を30年近く指導しているが、18歳から22歳の年代においては、すでに10年以上の競技歴を持つ選手が多く存在している。その場合、とくに日本では、上記2）に該当するスポーツのみの生活に陥っている選手が非常に多いと感じられる。年間を通して公式戦が続くため競技中心の生活となり、クラブ内での限られた人間関係や、学業とスポーツの場の同一化による価値観の共有といった傾向が強いといえよう。Coakley［1992: 271-285］は競技を中心とした生活が、単一の自己概念を導くことを述べている（**図11-1**）。

それぞれのモデルの線は、異なるアイデンティティまたは自分自身を表している。青年期において、若者は通常、自分の役割とアイデンティティに関連していることに挑戦し、経験し、育み、拡大し、そして頻繁に諦めることもある。青年期になると、アイデンティティは通常複雑で多面的なものになる（**図11-1A**）。しかし、バーンアウトのケースでは、アイデンティティの発達が抑制されるものになる（**図11-1B**）。新

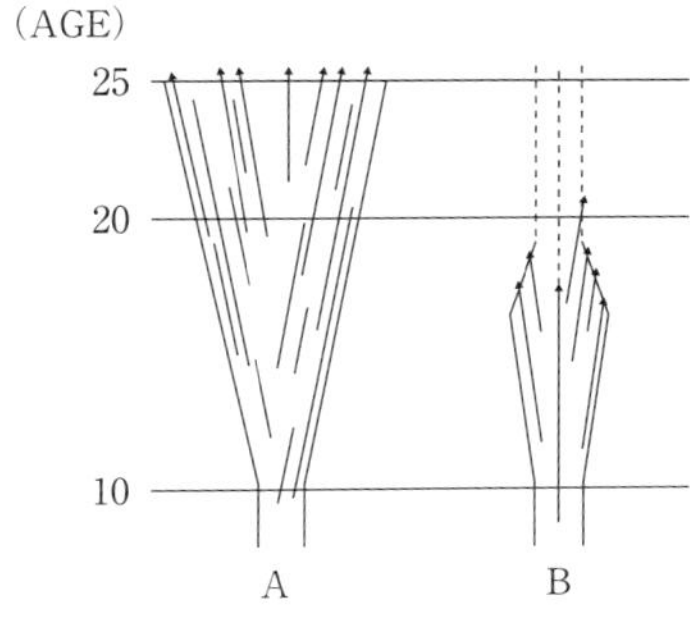

図11-1　アイデンティティ発達の2つのモデル

出所）Coakley［1992］

しいアイデンティティは短期間育まれるかもしれないが、エリートアスリートとしてのアイデンティティ以外のアイデンティティの発達は、若いアスリートの生活における制約のために妨げられているといえよう。

とくにアスリートのアイデンティティの形成については、日本の競技スポーツが学校教育と深く結びついており、スポーツ活動のみでアイデンティティが形成される傾向が強いといえる。この点については、アスリート個人の問題としてではなく、小学生のころから全国大会を整備し、選手強化に結びつけている日本のスポーツを取り巻く環境そのものの問題だといえよう。日本では、幼い頃から1つのスポーツを行う傾向があり、幼少期から各種目の全国大会が開催され、全国大会への出場や優勝がスポーツの最大で唯一の目標になる場合が少なくない。ヨーロッパ諸国では、15歳以下の全国大会は実施されない場合が多く、日本のように10代後半までのいわゆる「育成年代」と呼ばれる年代での過度な「勝利至上主義」に保護者や指導者がこのシステムにどっぷりと浸かり、スポーツに熱中する姿は世界的に見ても異質な文化といえるかもしれない。

このような日本のスポーツ環境において、２０２２年に全日本柔道連盟が全国小学生学年別大会の廃止を決定した。主な理由として、コーチが子どもに無理な減量を強い、判定を不服とした指導者や保護者が審判に罵声を浴びせるようなこともあったようである。過度な勝利至上主義によって、小学生年代で養われるべき柔道の基本的な考えである安全性や礼節など教育的な価値との結びつきが損なわれる大会となってしまったからかもしれない。子どもたち自身のスポーツを始めた頃の「無我夢中さ」や「できた喜び」、「仲間と一緒に頑張った思い出」や「褒められた気持ち」などの気持ちを大切にし、スポーツを継続できるような環境作りが重要だといえよう。

3 引退した選手のメンタルヘルス

冒頭で述べたプロサッカー選手を対象としたメンタルヘルスの調査［Gouttebarge 2015: 190–196］によると、メンタルヘルスについては現役選手のみならず、引退した選手においてもその問題が認識されている。現役を引退する移行期、怪我などによる不本意な引退、アスリートとしてのアイデンティティの喪失、引退後の計画の欠如、低学歴、引退後の失業、身体の慢性的な痛み等も引退選手にとって、メンタルヘルスの症状を引き起こす要因となりえるのである。このような側面は、日本のみならず、他の国々でも問題視されており、オーストラリアなどでは、Athlete well-being の一環として、学業・仕事との両立、引退移行期の準備、および個人のライフスキル向上などを含むデュアルキャリア教育・支援、そして地域社会との接点創出なども含んだ総合的なサポート機能を整備しようとする傾向が見られる［野口・衣笠　2020: 188–194］。

日本でも、引退した選手のセカンドキャリアについては問題視されている。「文武両道」という言葉があるが、日本のとくにアマチュアスポーツにおいて、この「文武両道」を実践している選手はどれだけいるのであろうか。多くの選手がスポーツだけ、競技だけの世界に浸かって生活している場合が少なくないといえよう。これには、選手の責任ではなくスポーツを取り巻く周りの環境が大きく関わっていると感じる。育成年代において指導する監督、コーチが選手の全てをコントロールしようとする傾向が見受けられる。このような場合、スポーツの結果が全てとなり、進学や就職も全てスポーツの結果に左右されることになる。競技生活を続けながら、スポーツ以外の部分に目を向けさせ、幅広い興味を持ち生活していくことが大切になるといえよう。

おわりに

このようにメンタルヘルスの問題は国内のみならず世界的にも問題視されるようになってきた。これは、アスリート自身が声をあげ始めたことも原因にあるが、何より世界的にもスポーツの商業主義、政治との結びつき、そして勝利至上主義が問題視されているといえよう。これまでにも、日本では１９６４年東京オリンピックの男子マラソン代表、円谷選手がもう走れないと遺書を残し、命を絶った。冷戦下のオリンピックでは、東側と西側の代理戦争と化し、旧東ドイツでのドーピング問題は21世紀に入ってもロシアのドーピング問題と結びついているのである。また、日本では新聞社などのメディア関係の企業が大会を主催し、活躍した10代のアスリートに対しても大々的に報道する傾向が強いといえる。さらに現代ではＳＮＳ等によって、個人の言動や行動は常に監視されている状態だといえよう。このようなスポーツを取り巻く環境の中で、アスリートのメンタルヘルスに関する問題は今後も増え続けると思われる。ここで重要なことは、アスリートをサポートする指導者や保護者等が、アスリートの抱えるメンタルヘルスについて理解を深めるだけでなく、大会を主催する競技団体もメンタルヘルスに対して徹底的なケアを提供する支援体制を構築することが求められるのである。

スポーツ（Sport）という語は、19世紀から20世紀にかけて国際的に用いられるようになった言葉だが、その語源はラテン語のデポルターレ（deportare）といわれている。この語は、de=away、portare=carry が示すように、人間の生存に必要不可欠なまじめなことがらから一時的に離れる、気晴らしする、休養する、楽しむ、遊ぶなどの意味を持つ。スポーツはそれぞれの時代や社会における、遊びや休養・娯楽生活の過ごし方と深く関わっており、その意味・内容は固定的ではなく、時代や社会の慣習によって変化してきたといえよう。よって、チェスやカルタ遊びのように身体活動に限定されないのはもちろん、ある人々は競争の意味を重視し、他の人々は気晴らしの意味を重視するように多様な使われ方をしているのである。すべてのアスリートがスポーツを通じて、またスポーツから離れても健康的にアクティブな生活を送るために、メンタルヘルスに関する理解と環境作りが今後必要となるといえよう。

注

（1）World health Organization（https://www.who.int/health-topics/mental-health#tab=tab_1/ ２０２４年6月28日閲覧）.

（2）「国立研究開発法人　国立精神・神経医療研究センター（NCNP）」（https://www.ncnp.go.jp/index.php/. ２０２４年6月27日閲覧）。

参考文献

〈邦文献〉


荒木香織［2019］『リーダーシップを鍛える』講談社。

鈴木壯［2016］「カウンセリングを中心とした心理サポートの実践例」、日本スポーツ心理学会編『スポーツメンタルトレーニング教本三訂版』大修館書店。

中込四郎・岸順治［1991］「運動選手のバーンアウト発症機序に関する事例研究」『体育学研究』35、３１３-３２３。

中込四郎［2012］「バーンアウトの発生機序」、中込四郎・伊藤豊彦・山本裕二編『よくわかるスポーツ心理学』ミネルヴァ書房。

野口順子・衣笠泰介［2020］「トップアスリートのメンタルヘルス」、荒井弘和編『アスリートのメンタル強いのか？』晶文社。

林晋子・土屋 裕睦［2012］「オリンピアンが語る体験と望まれる心理的サポートの検討――出来事に伴う心理的変化と社会が与える影

響に着目して――」『スポーツ心理学研究』39（1）、1-14。

松本直也［2021］「第30回ユニバーシアード競技大会（2019/ナポリ）におけるサッカー日本代表チームのコーチングプロセスについて――ゲームモデルを中心としたゲーム構想の確立――」『桃山学院大学総合研究所紀要』47（2）、65-89。

〈欧文献〉

Coakely, J. [1992] "Burnout Among Adolescent Athletes: A Personal Failure or Social Problem?" *Sociology of Sport Journal*, 9, 271-285.

Gouttebarge,V., Frings-Dresen, M. H. W. and Sluiter, J. K. [2015] "Mental and psychosocial health among current and former professional footballers," *Occupational Medicine*, 65, 190-196.

Ojio, Y., Matsunaga, A. and Hatakeyama, K. et al. [2021] "Anxiety and Depression Symptoms and Suicidal Ideation in Japan Rugby Top League Players," *International Journal of Environmental Research and Public Health*, 18, 1205.

第III部

ウェルネスの観点から

第12章 ボランティアの役割と若者の成長
――障害者スポーツの歴史から考える――

石田　易司

はじめに――障害者スポーツにおけるボランティアの要素と役割――

「日本ボランティア、市民活動、ＮＰＯ年表（改訂版）」（２０２１年3月、明石書店）「スポーツ・レクリエーション」部門を参考に、明治以来、スポーツ分野の広がりの中で、障害者スポーツ、ボランティア活動の展開と若者の成長を考えてみたい。スポーツの大衆化の中で障害者スポーツが普及し、ボランティアが大きな役割を果たし、学生など若い支援ボランティアが社会人として育つために必要なことを学んでいることに焦点を当て、本書のテーマであるヘルスリテラシーについて考えてみた。

スポーツの楽しみ方にはいろいろあるが、筆者は「するスポーツ」「見るスポーツ」「支えるスポーツ」の3つがあると思っている。また、障害者スポーツの分野では最近、「創るスポーツ」という言葉も出てきた。つまり、ルールや道具を新しく作ることで、障害者スポーツのエリアはぐんと広がるのである。それぞれの活動の中にボランティアの要素はあるが、若者のヘルスリテラシーを考えるとき、この4つの中でも「支えるスポーツ」を中心としてボランティアを考えてみたい。

障害者自身の身体的健康・精神的健康・社会的健康（健康論については本書第6章参照）に関わるヘルスリテラシーの形成や実践を、ボランティアが支援し、あるいは代行することを通して、ボランティア自身の身体的健康・精神的健康・社会的健康に関わるヘルスリテラシーも向上する。それがボランティア自身が成長していく要素のあること、また、まちづくり、社会の変革につながっていくことが、若者のボランティア活動の大きな意義だろう。このヘルスリテラシーという本書のテーマからしても、当事者としてスポーツをする人や、受動的にならざるを得ないスポーツを見る人でなく、その活動を通して成長していく人、社会とのかかわりを大切にする人としての「支える人」をこの章のボランティアと定義したい。

様々な人がボランティアを定義しているが、一般的には次の6つの要素を求めている。「自発性（主体性）」「無償性（非営利性）」「公共性（社会性）」「創造性（先駆性）」「相互性（対等性）」「継続性（責任性）」だ。言葉の使い方は定義をする人によって様々だが、カッコ内の言葉と合わせて理解してみると分かりやすいだろう。よく言われるように、自分から、お金にこだわらず、社会にプラスになるように、新しい世界を切り開き、対象者だけでなく自分も楽しみ、責任をもって継続する、ということがボランティアの要素だと、私は思う。スポーツをする障害者を支えながら、自分も育ち、その結果、社会を変えていくことだ。とくに、人生の目的や文化が多様化し、趣味や興味が拡散している現代社会において、1つのことに活動を絞って継続的に取り組むことは難しくなっているが、本書の主題であるヘルスリテラシーを身に着ける、自分の成長の糧をボランティア活動の中に見つけることは、さらに難しいことだと思うが、スポーツボランティアの歴史の中に若者の成長と社会の変化を求めていきたい。

たとえば、選手として活動していたが、怪我がもとで選手としての自分をあきらめなければならない若者が、審判として、あるいはコーチとして、また、障害者と一緒に活動するガイドとしてなど、障害者スポーツの分野に自分の居場所を見つけ、活動を継続していくことで、自分の生きがいを見つけ、それが共生社会を育んでいくようなことである。

奉仕という耳障りのいい言葉によって、その場限りの、使い捨てになっているボランティアがあまりにも多いのが現状であるし、また、成績や就職・進学に有利だからとか、いたずらや失敗の罰代わりにいやいやしているボランティアも多いことが現実である。そういう自己犠牲や罰はボランティアとは言わないと、私は思っている。ボランティア自身も楽しみ、やりがいを感じることが大切なのだ。

1　日本における障害者スポーツの歴史

(1) 近代化とスポーツ

では明治以来、日本の障害者スポーツがどのように変遷してきたか、また、そこに若者の成長のもとになるものがあるのか、『日本ボランティア、市民活動、ＮＰＯ年表（改訂版）』（明石書店、２０２１年）を参考に、スポーツやボランティアの歴史から考えてみよう。

明治元年の１８６８年から始まる文明開化期は、日本にとってスポーツという概念の輸入期ではあるが、世界にとっても近代的なスポーツの始まりの時期だった。現在までの１５０年余りを振り返ると、重なった部分はあるが、次の７つの時代区分に分けられるだろう（**表12－1**）。

表 12-1　日本における近代スポーツの歴史

文明開化期	近代スポーツの芽生え。日本に野球やスキーなどの近的なスポーツが輸入された時期。
富国強兵期	軍隊の強化。アスリートの養成。教育の手段としてのスポーツ。西洋に負けずアジアの盟主になるためにスポーツを活用する時期。
民主教育化期	民主化教育のためのスポーツ。敗戦後のＧ HQ 施策としての民主主義を広げ、根付かせるために、主にレクリエーションを広めた時期。
スポーツの商業化期	プロ選手の出現や大規模スポーツイベント。テレビによるスポーツの普及。オリンピックを象徴としてスポーツが市民化する時期。
市民スポーツへの拡大期	スポーツ・フォー・オールの社会に。1961 年のスポーツ振興法をきっかけに、だれもがスポーツを楽しむ時期。
障害者スポーツの普及期	ボランティアや NPO が注目。障害者スポーツセンターやニュースポーツなど、障害者が主体になってスポーツに参加する時期。
地域づくり期	スポーツを町づくりに。地域スポーツクラブ育成事業やＪリーグなど、地域のつながりを求めるためにスポーツを活用する時期。

出所）筆者作成。

この流れを一言でまとめると、スポーツの大衆化と言えるだろう。軍隊や大学などエリートのためのスポーツから、市民スポーツに広がり、障害者も当たり前にスポーツに取り組める社会が、スポーツを通したまちづくりに広がり、文化として地域に根付き、若者が当たり前にスポーツを支える活動に参加する社会へと展開されてきた。たくさんの市民が参加するスポーツには当然障害者も参加し、自分たちだけではスポーツを楽しむことのできない障害者を支えるボランティア活動を通して、若者が成長できる社会になったのである。

たとえば、世界で最初の組織キャンプは、明治維新の7年前、アメリカの南北戦争の年、1861（文久元）年、兵士にあこがれたコネチカット州ガネリー校の男子生徒を、校長のフレデリック＝ガンが教育的な目的を持って2週間の野外生活を行ったことだと言われている（アメリカキャンプ協会）。

1877（明治10）年7月9日にはウィンブルドンで「第1回全英庭球（テニス）選手権」が開催された。さらに、1892（明治25）年、ピエール＝ド＝クーベルタンが「オリンピック復興の構想」を明らかにする。このように1800年代後半、世界も近代的なスポーツの時代に入っていった。

一方日本では、文明開化や富国強兵という名の社会の近代化に合わせ、こうした近代的なスポーツの輸入期にもなった。それまで遊ぶ、楽しむことは必ずしもいいことではなく、戦争以外に1つの目的に向かってみんなで立ち向かう「チーム」という概念がほとんどなかった日本に、スポーツの啓蒙時代が押し寄せてきた。1870（明治3）年、「神戸レガッタアンドアスレチック倶楽部」が設立され、1872（明治5）年、第一大学区第一番中学（現：東京大学）のアメリカ人教師ホーレス＝ウイルソンが生徒に野球を教えるなど、欧米からの新しいスポーツ像が広がっていった。こうした競技スポーツの普及が日本社会の近代化の目的と合致し、この時代のスポーツの主な担い手は、まず外国人、そして、軍隊、大学をはじめとする学校教育、さらにはオリンピックなどの国際的な競技大会の選手養成につながっていく。

(2) スポーツと健康

こうしたいわゆる競技スポーツの普及とは別に、昭和になって1929（昭和4）年3月1日『東京日日新聞』（現在の毎日新聞）が、「先ず健康」の標語で全国的な健康増進運動を展開し、軍人やアスリートでない一般人のスポーツの普及を促す日本初のプレスキャンペーンを行った。1938（昭和13）年「日本厚生協会」が設立され、レクリエーション運動のための中央機関、後の日本レクリエーション協会ができた。競争しない、アスリートや選手だけでない一般人が参加するスポーツが芽生えてきた。

終戦でGHQの政策の民主化教育の一環として、フォークダンス、キャンプ、ユースホステル、レクリエーション運動などの指導者養成プログラムが外国人指導者の下、全国的に展開された。スポーツの持っている封建的な価値観の上に、戦後の民主主義教育の手段として、スポーツが活用された。

１９５９（昭和34）年、ドイツスポーツ連盟が「第２の道」を提起。それをきっかけに選手だけでなく、多くの国民がスポーツを楽しみ、スポーツを通して健康づくりなど生活の豊かさを求めるいわゆる「スポーツ・フォー・オール」の考え方が世界に広がっていった。

日本でも、１９６１年のスポーツ振興法で、キャンプやサイクリングなどの非競技種目、それまでスポーツとしてとらえられていなかった種目も多くがスポーツの範疇に規定された。「歩く」ということが、１９６４年の「歩け歩けの会」結成や１９７８年のスリーデーマーチの実施に繋がったのは１つの例であろう。また、一般人の参加などかつては想像もしなかったマラソンが、１９６７年、初の市民マラソンとして第１回青梅マラソンの開催につながった。

こうしたスポーツの一般市民への広がりにマスコミの果たした役割は大きい。先に書いた東京日日新聞の一般市民に向けたプレスキャンペーンとは別に、１９１５（大正４）年に始まった全国中等学校優勝野球大会が、アスリートによる競争ではあるが、まさに国民的イベントとして朝日新聞の主催で全国高等学校野球選手権大会として現在まで続いていることや、１９３６（昭和11）年に創設されたプロ野球が読売巨人軍を中心に新聞社が経営に参画して現在も継続していること、大きなスポーツイベントのほとんどが新聞社やテレビ局の主催や後援を得ていることなど、マスコミが日本の市民スポーツの普及に果たした功績は大きい。

2　障害者スポーツとボランティア

(1) 障害者スポーツの普及

一般市民のスポーツの普及と並行して、障害者もスポーツを楽しめる社会になった。

1888（明治21）年ドイツで「聴覚障害者のスポーツクラブ」が誕生し、障害者スポーツの組織化が始まった。1924（明治37）年には「国際ろう者スポーツ委員会」が設立され、デフリンピックが開催される。パラリンピックが1960（昭和45）年、ローマオリンピックの後に第1回が開催されたのに比べ、デフリンピックは早々と開催されていたのである。なお、パラリンピックのもとになった身体障害者のスポーツ大会は、第二次世界大戦後の1948（昭和23）年、戦争によって傷ついた元兵士の治療にあたっていたイギリスのストーク・マンデビル病院で開かれている。車いすバスケットボールも1946（昭和21）年、全米退役軍人病院で誕生している。

日本では、1960（昭和35）年、国立別府病院の中村裕医師が「車いすバスケットボール」を同病院に紹介し、治療に取り入れたほか、車いすマラソンの国際大会も1981年から中村の主導で実施している。

こうした選手による競技や大会以外に、すべての障害者がスポーツに取り組めるように、1974（昭和49）年、日本で最初の障害者スポーツセンターが大阪・長居に建てられた。「いつ来ても、一人で来ても」スポーツに取り組めるというキャッチフレーズは美しい。

障害者だけでなく、一般市民もスポーツに取り組みやすい社会になってきた。1956（昭和31）年、公営レジャー施設の国民宿舎ができ、青少年のために、1969（昭和44）年から国立中央青年の家を最初に、全国28か所に使用料無料の青年の家、少年自然の家（２０２４年から有料に、名称も青少年交流の家に）が建ち、各市町村も競って同様の施設を建てだした。

１９７２（昭和47）年、通産省・経済企画庁と民間で「余暇開発センター」が設立された。また、文部省保健体育審議会が「スポーツ・フォー・オール政策」を答申。１９７６（昭和51）年、文部省の指導により、全国の学校で地域のスポーツ愛好者への体育施設開放が始まった。

こうした市民スポーツ、障害者スポーツの普及が加速したのは、１９９５（平成7）年の阪神淡路大震災の年がボランティア元年といわれ、１９９８（平成10）年には特定非営利活動促進法ができ、２００１（平成13）年を国連が国際ボランティア年と定めるなど、日本中にボランティア熱が広がったことが大きな原因になった。つまり、スポーツは「する」ことが大切だけれど、「する」だけでなく、「見る」ことも「支える」ことも楽しいことで、社会的に意味のある事だということが社会に認知されたわけである。ボランティアがスポーツの普及に大きな意味を持っていたのである。

スポーツボランティアの普及に大きな役割を果たしたのは大規模イベントの普及である。世界的には１９８４（昭和59）年のロサンゼルスオリンピックが、ボランティアが大量に活躍したイベントの最初だといわれている。日本ではその翌年１９８５（昭和60）年に行われた神戸ユニバシアードがボランティアが活躍した最初のスポーツイベントだといわれている。

こうして日本に市民スポーツ、障害者スポーツが根付き、「するスポーツ」の楽しさに加え、「見るスポーツ」さらに「支えるスポーツ」が広まっていった。

(2) ボランティアの抱える矛盾

しかし、スポーツボランティアには矛盾も多くあって、まだまだ活動に躊躇する人も多い。スポーツと体育の違いや、1961（昭和36）年の「スポーツ振興法」でスポーツに分類されたレクリエーション活動などの非競技種目とオリンピック競技で代表される競技スポーツの違いは、私たちを戸惑わせる。

無償や非営利がボランティアを定義づける大切なキーワードになっているが、プロとアマチュアの違いもスポーツボランティアを混乱させている。プロ野球の審判は給料の伴うプロだが、草野球といわれるアマチュア野球の審判は、同じ行為をしても無給でほとんどがボランティアだ。学生たちが多くかかわっている少年野球やサッカーの指導者も、大半がボランティアだ。

無償が原則と言いながら、そうしたボランティア活動には「学び」や「感動」「仲間」「いきがい」のような見返りはある。見返りを求めない活動をボランティアと定義することが多いが、最近では有償ボランティアという言葉も見受けられる。これは必要経費プラス少額の謝礼を受けるだけで収益や利益を得ていないからボランティアでいいと思うが、将来教員を目指しているから子どものスポーツ活動を支援している場合などは、将来の大きな収益を目的にしているのだから無償といえるのだろうか。

オリンピックの運営にはテレビの放映権など大きなお金が動いており、2020東京オリンピック後の汚職事件は記憶に新しい。これを支えるのが無償のボランティアだというのは何かむなしいものがある。

3　障害者キャンプを支える学生ボランティアの養成

(1) キャンプカウンセラーの活動

こうした矛盾も抱えながら、だれもがスポーツをする楽しみを味わえるように、おそらくスポーツボランティアとしては日本では比較的早く、また世界的に広く活動している組織キャンプのキャンプカウンセラーの活動から、学生のヘルスリテラシーと言えるものを考察したい。キャンプカウンセラーという言葉は一般に広くなじみのある言葉ではないかもしれないが、ボーイスカウトのリーダーなら聞いたことがあるかもしれない。参加する子どもたちと一緒に活動しながら、彼らの安全を守り、グループ活動を支援する若者といえば、ご理解いただけるだろうか。

キャンプは今やブームになり、活動人口が増え、車、衣類、靴、テントなど、まさに商業化の嵐に巻き込まれている。しかし、世界的にキャンプはボーイスカウト、ＹＭＣＡなど非営利の団体が青少年の健全育成のために活動し、その中心はボランティアの学生であった。

１９５３（昭和28）年に神戸ＹＭＣＡとともに日本で最初の障害者キャンプを始めたアサヒキャンプは、一般の市民に開放された最初の組織キャンプ（１９５３年）を生駒山上で始めた。そして、生活保護家庭児（53年）、視力障害児（57年）、知的障害児（60年）、非行少年（60年）、喘息児（61年）、サリドマイド児（72年）自閉症児（78年）、不登校児（82年）、学習障害児（92年）、精神障害者（93年）、認知症高齢者（93年）など、多様な課題を抱える人々を対象にするキャンプに日本で最初に取り組んだ団体である。また、85年には沖縄のハンセン病療養所の入所者と大阪の子どもの交流キャンプなども実施している。

そして、その過程で学生ボランティアを養成し、たくさんの有為な若者を社会に輩出してきた。

(2) 学生ボランティアの養成

その養成の過程を考えると次のようになる。毎年10人ほどの大学1年生を募集し、4年間、継続してトレーニングしながら、キャンプ場を運営し、様々な対象といっしょにキャンプを楽しんできた。キャンプの技術だけでなく、心理学やグループワーク、組織論、リーダーシップ論など、一人ひとりの子どもを支えるために必要な理論も学び、キャンプを運営するだけでなく社会人として必要な知識も学習した。キャンプから見た学生の成長の段階としては、

★キャンプが好きになる

★ヨットやカヌーなどの海洋プログラム、地図を読む、天気を読む、山に登るなどの野外活動技術を身に着ける

★船の修理や草刈りなど、活動場所の管理整備をする

★社会的な意味、教育的な意味を持ったキャンプを自分たちで考え、計画し、運営する。

★仲間ができる。そして仲間と共に、アサヒキャンプという組織を運営する。

★自分の生き方や地域を展望し、教育や福祉を中心に将来の自分の職業を選択する。

この前段階として、1920年前後から、ボーイスカウト、YMCAなどアメリカやイギリスからキャンプを学

んだ時代があり、１９５０年代の終わりから国立、公立をはじめ野外活動施設が日本中に普及し、たくさんの青少年がキャンプを体験するようになったという過程がある。こうした流れは、障害者スポーツが日本社会に根付いてきた過程と、そしてスポーツボランティアが当たり前になってきた過程と重なっている。

自分でスポーツを、キャンプをする楽しさを知ることから始まり、学校キャンプや国立、公立のキャンプ場で誰もがキャンプをする楽しさを体験できる社会の中で、障害者のキャンプを広げる活動に参加し、その運営に主体的に携わり、それが共生社会を作っていく大切な手法であり、自分の人生の喜びにつながっていくことを体験的に学んでいくことが、若者の成長に良い機会を提供している。

具体的に例をあげてみよう。１９７９（昭和54）年、養護教育が義務化された。すべての障害児に教育の機会が提供されたのは素晴らしいことだが、普通学校で行なわれていた統合教育がある意味否定されることになった。統合や共生に意味があると考える学生たちは、学校でできないのならキャンプでしようと、４泊５日の統合キャンプを計画し、実施した。40人の障害児と40人の障害のない子どもがそれぞれ４人ずつのグループを作り、一人の学生ボランティアとともに自分たちのキャンプ生活を作り上げていくのである。興味も能力も異なるメンバーが一緒に１つの目的に向かっていくのは大変なことだった。

しかし、その結果、子どもたちにも大きな影響をあたえたことだろうが、そうしたこれまで実施したことのない形態のキャンプを作り上げた学生たちにも大きな影響を与え、彼らは大きな成長を遂げた。

たとえば、現在大阪体育大学の学長を務める原田宗彦は大学卒業後、もっとキャンプを勉強したいと、当時キャンプの研究が最も進んでいた筑波大学の修士課程に、さらにキャンプの本場アメリカのペンシルバニア州立大学の博士課程に進み、この道の第一人者になって、体育大学の学長になった。そのような例は多い。福祉・教育関係の大学教授、学校教育の校長や子ども園・保育所の園長、もちろん企業経営者も。障がい者のキャンプに関わる中で自分の人生の目標を決め、その世界の牽引者になったメンバーがたくさんいる。

おわりに

日本に障害者スポーツが普及していく過程をたどると、障害者キャンプの普及と、それに関わることを通して学生ボランティアが社会人として育っていく過程が、あまりにも似通っていることに驚きを感じる。情報として伝わってきたものを実体験し、単に体験するだけでなく、その運営や支援にかかわって、地域全体をみる時に、自分が社会人になった時に何をするべきかを考えることができるようになる。自分の楽しみをベースにしながら、たくさんの人にその喜びを提供する、支える喜びが彼らを成長させている。

若者のヘルスリテラシーとして大切なポイントは、その活動に参加して、活動する喜びを知ると同時に、支える喜びを感じ、そこにとどまらず、自分の将来やコミュニティへと視野を深め、広げることがあると再確認できた。それが日本に障害者スポーツと障害者キャンプが広がっていくポイントでもあり、若者が成長するポイントでもあった。続く第13章と第14章でそれぞれについて具体的な実践報告を見ることにしよう。

第13章 障がいのある人のスポーツ（パラスポーツ）の可能性を考える
――パラスポーツ指導員としての活動を通じて――

植田　里美

はじめに――スポーツの力――

「失ったものを数えるな　残されたものを最大限に生かせ」

これは、パラリンピックの父と呼ばれるイギリスのストーク・マンデビル病院の医師、ルードウィッヒ・グッドマン博士（Ludwing Guttmann 1899–1980）の言葉で、パラリンピックをはじめ、パラスポーツの基本精神となっている。障がいのある人にとって、スポーツは残されたものを最大限生かすことにより、健康の維持・向上だけでなく、生活の質（ＱＯＬ）の向上に繋がるものである。

私は、大阪市長居障がい者スポーツセンター（以下、センター）のパラスポーツ指導員（旧称：障がい者スポーツ指導員）として、障がいのある人のスポーツに関わっている。センターは１９７４（昭和49）年に日本で初めての障がい

者のための スポーツ施設として、「障がいのある人が　いつ　ひとりで来ても　指導員や仲間がいて　スポーツやレクリエーションを楽しむことができる」施設として開館し、現在も障がいのある人の日常的なスポーツを支える場として運営している。そこでの指導経験や、障がいのある人から学んだことをもとに、障がいのある人のスポーツの観点から「ヘルスリテラシー」について考えてみたい。なお、ここでいう「スポーツ」とは、競技性のあるスポーツだけではなく、レクリエーション等も含む体を動かす活動全般をいう。

障がいのある人のリテラシーを考えるうえで、まずスポーツの力を知っていただくために私がセンターで担当している「ミュージック・ケア教室」での一コマを紹介したい。

ミュージック・ケアとは、「音楽の特性を利用して、その人がその人らしく生きるための援助をすることであり、子どもの場合は子どもの持っている力を最大限に発揮させ、発達の援助をすること」と定義され、「音楽の特性を利用して、対象者の心身に快い刺激を与え、対人的な関係の質を向上させ、情緒の回復や安定を図る。さらに運動感覚や知的機能の改善を促し、対象者の心身と生活に好ましい変化を与える」ことをねらいとした集団音楽療法［宮本 2012: 53-58］のことで、センターでは障がいのある人とその家族・友人・介助者を対象に、月1回、75分間の教室を開催している。

その教室に知的障がいで自閉症傾向のあるAさんとその母親がいつも楽しそうに参加されている。私は教室が始まる前、できるだけ参加される方とコミュニケーションを取るようにしており、Aさんにも声かけをしていたが、Aさんは挨拶を交わす程度で視線を合わせることもなく、すぐに空いている椅子に座り準備を始めるといったようすだった。当初は積極的な母親が本人の意思とは関係なく連れてきているのかなと思っていたが、ある日母親から聞いた話によると、Aさんは前日の夜になると進んで教室用の靴などをカバンに入れて準備するなど、とても楽しみにしているとのこと。教室中は一曲も休むことなく、音楽に合わせて手拍子を取ったり、ボディタッピングをしたり、楽器を鳴らしたり、聴き慣れた曲は一拍目から楽器を鳴らすことや動作をすることができる。これは積極的に音楽を聴き、私の声や動きをよく観察しているからだと推測する。「立ってやってみますか」と誘う場面もあるが、最近は進んで前に出てきてくれることも増えた。

今でも、Aさんとの言葉によるコミュニケーションはほとんどないが、教室中は何度も視線を合わすことができ、1時間以上も身体や表情によるノンバーバルコミュニケーションを取りながら、同じ時間、同じ空間を共有している。月に1回の教室だが、Aさんにとって居心地のよい場所であり、お互いに心地よい距離での関係性が築けてきたように感じる。

「ミュージック・ケア」を通じてAさんによい変化があり、そのことで私と母親との関係性もよい方向に変わっていったように感じる。教室ではこういった場面に多く出会うことができるが、これがパラスポーツ指導員である私のやりがい、生きがいになり、指導員を続けていける活力になっていると思っている。

1　スポーツの「可能性」

「スポーツ基本法（2011年改正）」の前文に「スポーツは世界共通の文化である」ことが明記されている。

私たちは、「スポーツ」は身体機能を高めるもの、「文化」は精神性を高めるのもの」と、別のものと考えがちである。しかし、「文化」が生活を豊かにするために創意工夫してきた「考え方」「行動」「そのための道具」等であるなら、「スポーツ」も「健康」「教育」目的以外にも、「喜び」「希望」「活力」を生むと同時に「人との関係づくり」等、豊かな生活、生活の質の向上につながり、「ルールづくり」「用具の開発」も含めて文化ではないだろうか。

障がいのある人のスポーツはリハビリテーションとして始まり、第二次世界大戦以降、戦争で負傷し、車いすを利用する人へのスポーツ療法を契機に広まってきた。障がいのある人のスポーツには様々な言い方がある。2021年に開催された「2020東京パラリンピック競技大会（以下、2020東京大会）を機に広く使われるようになった「パラスポーツ」以外にも、「アダプテッドスポーツ」「インクルーシブスポーツ」「ユニバーサルスポーツ」等も使われているが、ここでは、「パラスポーツ」とする。パラスポーツの「パラ」は「parallel（並行、もう1つの）」との造語であるが、特別なスポーツではなく、同じスポーツとして世界共通の文化である。

パラスポーツには、「クラス分けや持ち点制度」、「スポーツを障がいや障がいの程度に合わせる」といった独自の考えがある。障がいといっても様々で、「身体障がい」「知的障がい」「精神障がい」があり、身体障がいには「肢体不自由」「視覚障がい」「聴覚・言語障がい」「内部障がい」がある。障がいの程度も軽度、重度、最重度と様々である。そのため、障がいの種別や程度に合わせることが、一般のスポーツにはない特徴といえる。

たとえば、車いすバスケットボールを取りあげると、車いすバスケットボールは下肢に障がいのある人のスポーツとして発展してきた。下肢に障がいがあり、立って走ることが難しいために車いすを使用する（用具の工夫）。また、下肢の障がいと言っても障がいの程度は様々で、下肢の障がいに加えて体幹にも障がいのある選手もいる。そこで障がいの程度に応じたクラス分けが行われる。選手は1・0〜4・5点まで0・5点きざみに持ち点が与えられ、障がいの軽い選手ほど持ち点が高く、重いほど持ち点が低くなる。そしてコート内に入る5人の持ち点の合計が14・0点以下になるよう選手を構成しなければならないというルール（持ち点制度）がある。そのほか、ダブルドリブル（ドリブルを一旦終えた選手が再度ドリブルをすることでの反則）がないという独自のルール以外は、全て同じルールの中で行っている。

パラスポーツは、スポーツをする障がいのある人の状況に合わせて、ルールや用具等を創意工夫してきた。私が勤めるセンターでも、「できない」ではなく「できるようにするにはどうすればいいのか」の精神で、数々のスポーツや用具、ルール作りを行ってきており、センターから全国に広まったスポーツや用具も数々ある。

令和4年3月に策定された「第3期スポーツ基本計画」では、第2期の計画示された、スポーツを「する」「みる」「ささえる」の実現に向け必要な3つの新たな視点の1つとして、スポーツを「つくる／はぐくむ」ことが盛り込まれている。これは「既存の仕組みや考え方にとらわれず、社会情勢や状況等に応じて、柔軟に見直し・改善し、最適な手法やルール・仕組みを考え創出し、性別や、年齢、障がいの有無等に関係なく、多様な主体がスポーツに参加できる機会の創設する」ということであるが、センターが取り組んできたことに通じるものがある。

２０２０東京大会を契機に、パラスポーツを知る人は増えたが、パラスポーツは障がいのある人だけでするスポーツ、あるいはパラリンピックの競技種目と考えている人が多いのではないだろうか。パラスポーツは障がいのある人のスポーツとして始まったが、「障がいの有無」「年齢差」「体力差」等の違いを超えて「するスポーツ」として、地域や学校、あるいは企業で取り入れているところが増えている。たとえば、「ボッチャ」は、重度の脳性まひや四肢に重度の障がいのある人のスポーツとして始められたが、今は年齢や性別に関係なくだれもが一緒に楽しめるスポーツとして広がっている。地域で暮らす障がいのある人ない人、子どもから高齢者まで、幅広い人たちが、同じ場所一緒にボッチャを楽しんでいる。学校でも児童・生徒や教師も一緒になってボッチャをする、企業でも職員の交流のためのツールとしてボッチャを取り入れているところもある。また、オンラインで全国を結んだ大会も開催されている。

２０２０東京大会のレガシーとしての「共生社会」の実現に向けた有効なツールとして、障がいの有無に関わらず、すべての人が参加することができるスポーツとして、「パラスポーツ」は広がっていくと考えている。

2　スポーツを「楽しむ」

スポーツを始めること、続けるためには何が必要なのか。指導員としての経験から、「共にする」「共に楽しむ」ということが重要だと考えている。

スポーツを長く続けるには、「目標に向かって頑張る」ことも大事であるが、「スポーツが楽しい」「センターに来るとみんなに会える」「できないことが少しつできるようになる」といったことも大事なことである。「スポーツ自体の楽しさやおもしろさ」「できるようになった達成感」「一緒にすることによる連帯感」といったことも必要である。

また、スポーツというと厳しいトレーニングやスキル、体力が必要と考えがちであるが、音楽に合わせて好きなように体を動かすこと、楽しく運動することといった「レクリエーション」も含んでいる。冒頭で紹介した「ミュージック・ケア」もその1つで、センターでも1、2を争う人気教室である。肢体不自由の方でもリズムに合わせて自然と体が動いたり、重い知的障がいのある人で、コミュニケーションを取ることが難しい人とも、音楽を通じて「したいことは何か」「楽しんでいるか」等の気持ちが伝わってくる。

また、「楽しむ」ためには、「安心・安全」であることが前提である。パラスポーツに限らず、どんなスポーツでも少しの油断が事故につながる。また、障がいのある人にとっては様々な物理的・社会的なバリアがあるが、車いすを利用されている方から「体育館の利用を断られた」、四肢を切断された方から「周囲の目が気になって、一般のスポーツ施設に通えない」、あるいは、重度の知的障がいのある家族の方からは「周りに迷惑をかける」といった話を聞くことがある。

全国的にバリアフリー化が進み、障害者差別解消法等の法制度が整ってきたことで、以前と比べれば改善されてきたが、現実には、障がいのある人がない人と同じように、様々なスポーツ施設を利用するにはバリアがあり、障がいのある人が、いつでも、どこでもやりたいスポーツができる、やりたいスポーツを選択できる社会にはなっていないのではないだろうか。

センターは半世紀前の施設だが、「安全であること」「水平であること」「案内がよいこと」を基本に各運動室等を配置している。また、スポーツができるよう、用具やルール作りも行ってきたが、これからも障がいのある人が安心してスポーツができるよう、スポーツに挑戦できるよう、やりたいスポーツを選択できるようにするためにも「社会的バリア」を取り除くよう取り組んでいかなければならない。そのためにも、パラスポーツを広めていくことが有効だと考えている。とくに若い世代の人たちが、小・中学校、高等学校の授業でパラスポーツを体験したり、障がいのある人と一緒にスポーツをしたりする。あるいは、大学生はボランティアから始めてもいいので、障がいのある人と共にパラスポーツを企画したり関わっていくことで、社会全体の共生社会に向けて変わっていくのではないかと期待している。

また、心理的に「安心」も必要なことである。スポーツを始めるときは、だれもが「自分にできるのか」「指導してくれる人はどんな人か」「親切に指導してくれるだろうか」、障がいのある人なら「自分の障がいを理解しているのだろうか」といった不安を持ってしまいがちである。私たち指導員は、障がいのある人がスポーツを始めるとき（導入）には、そんな不安を取り除き、少し前向きにスポーツをやってみようという気持ちを持ってもらえることを大切にしている。この導入のときに、スポーツのきっかけづくりが上手くいかないと、その人はスポーツと出会う機会を失ってしまうかもしれない。あるいは長続きせず、直ぐにやめてしまうかもしれない。指導員が最も丁寧に、かつ緊張するときである一方で指導員の専門性が試されるときでもある。

数年前、ある女性がプールを利用されるために来られた。60代になってから転倒によるケガで四肢に麻痺が残った方で、最初は一人で水着に着替えることが難しく、少しだけ指導員のサポートが必要だった。プールでは水中歩行を目的に来られたが、歩行が安定しないため一緒に入水し、まずは足元がふらついても安心できる浮き輪に入って歩行するところからスタートした。少しずつ慣れてきたところで浮き輪を別の浮き具と交換し、少し不安定な要素を取り入れての歩行へ移行した。受傷前は地域のプールで泳いでおられたということだったので、今後のプール活動がリハビリ目的だけでなく楽しめるものになるよう、なんとか泳ぎに繋げたいという思いで、ご本人の意向も確認しながら浮いて立つ練習からスタートした。あれから数年。現在は一人で着替えを行い、水中歩行やトレーニングをしたあと、20分ほど泳いで帰られる。ご本人からは「あのとき、先生がスパルタでやってくれたおかげで今があるわ。ほんまにありがとう」と事あるごとに声をかけられる。スパルタでやったつもりはないが、歩行することも不安定な方に泳ぐことを提案し、練習を行ったと思えば確かにスパルタだったのかもしれない。しかし、この方の「ありがとう」を聞くたびに、コミュニケーションをとって一緒にチャレンジしてよかったと感じている。また、最初に来られたときに着替えの手伝いを頼まれ、その後も数回は指導員がサポートに入ることになったわけだが、このことも大きかったと思う。一般的に指導員が着替え等を手伝うことはないが、このタイミングで断ることはこの方の活動を断つことになりかねない。どうすればこの方の活動が継続できるか、一緒に考えながらできる範囲でのサポートをすることが非常に大切である。

スポーツに限ったことではないだろうが、何事も続けるためには、「なんか面白いかも」「自分にもできるかも」「この人と一緒ならまたやってみよう、来てみよう」という気持ちを持ってもらえるよう、スポーツとの出会いを大切にして、安心してスポーツができる環境づくりが大切だと考える。

3　スポーツを「生活のルーティン（日課）」に

センターは、若い人だけでなく高齢の方も多く利用している。とくに、高齢の障がいのある人の割合が増えているが、皆元気でいきいきとスポーツしており、「障がいのない高齢者よりも健康に暮らしているのでは……」と感じることがよくある。年齢を感じさせず、「ビームライフル射撃」や「アーチェリー」等、自分の障がいの程度や体力に合った好きなスポーツを続け、全国障害者スポーツ大会に参加され好成績をあげている人もいる。

高齢者に限ることではないが、元気にいきいきとスポーツをしている障がいのある人に共通していることは、スポーツが日常生活の一部になっているということである。センターに来ること、センターでスポーツをすることが当たり前の生活の日課（ルーティン）になっているように感じる。毎朝、洗顔や歯磨をするように、センターでスポーツをすることが日常生活そのものになっていると言ってもいいかもしれない。

たとえば、肢体不自由の人は、障がいがない人以上に、筋力や関節可動域など身体機能を維持し続けないといけないこともあって、いわゆる「リハビリ」としてスポーツをはじめた人も多いが、生活動作を維持しようとする意識が、色々な場所に出かけることにも繋がり、特段意識することなく、フレイル（加齢による心身の活力（運動機能や認知機能等）の低下）予防をルーティンにしているのではないかと感じる。

4　スポーツを「身近に」

障がいのある人が、身近な地域でスポーツができることが重要と考える。しかしながら、物理的・社会的バリアで触れたように、現実にはまだまだバリアがあり、長居や大阪市で2か所目となる舞洲障がい者スポーツセンターのような障がい者専用のスポーツ施設が必要である。

スポーツ庁では、将来の障がい者スポーツセンターの機能・役割について検討が行われており、中間報告で、スポーツ指導に加えて、地域の社会資源とのコーディネート機能が盛り込まれている。

地域には、様々なスポーツ施設やスポーツ団体、スポーツの指導者の団体（協議会等）があり、またボランティアとして、様々なパラスポーツイベントに協力している方がおられる。こうした地域の社会資源や地域で活動されている人達とのネットワーク化を図るため、障がい者スポーツセンターの「ハブ機能」が求められている。そのネットワーク化をより強化するため、パラスポーツに関わるすべての人や団体・組織が、日常的に情報交換し、具体的な活動やイベントの開催、人材の育成につなげていくためのコーディネート機能も必要だと考える。

大阪市内には24区があり、各区が主体となる障がい者スポーツ振興の取組が始まっているが、各区が創意工夫をしながら取り組んでいくことを支援することも、障がい者スポーツセンターの役割だと考えている。

こうした取り組みが進み、広がることで、障がいのある人が、施設の中だけでなく地域等の身近なところでたくさんの人たちと一緒にスポーツを楽しめるようになっていくものと確信している。

おわりに――パラスポーツ指導員として心がけていること――

私がパラスポーツ指導員として心がけていることは、相手を理解しようとする「姿勢」である。もちろん、その人のことが全て分かるわけではないが、コミュニケーションを取り続けることで、その人が望んでいることや課題としていること、困っていることなどが少しずつ分かることがある。それに対して私たちはスポーツというツールを使って提案やサポート、ときには一緒にチャレンジをする。

障がいのある人にとって、「スポーツ」はなくてはならないものだと思っている。そして、やりたいと思ったときに身近なところでできるということが大切である。スポーツには、「場所」「用具」「お金」「人」などが必要だが、私は中でも〝人〟という要素がスポーツを継続するためには最も重要だと思っている。人には「指導者」「仲間」「支援者」等すべてを含むが、私たちパラスポーツ指導員は、場面によって指導者にも仲間にも支援者にもなる。障がいのことを理解し、スポーツの知識と楽しむ心を持ちながら、その人と関わっていくことが大切である。関わることで、自分自身の学びになったり生きがいになっていることに気づく。障がいのある人がセンターの利用を通じて、気持ちの持ちようや生活習慣、社会参加の仕方が変わった、友達や仲間ができた、生活で楽しいことが増えたことことを見聞きすることで、その人の人生が豊かになった瞬間に立ち会えたように感じることが度々ある。しかし、いつも上手くいくとは限らない。そのときは、なぜ上手くいかなかったのか自分の伝え方や関わり方を振り返りながら考えたり、指導員の仲間と一緒に悩んだりもする。それでまたチャレンジしてみる。これまでの経験を振り返ると、その繰り返しが、私自身の成長にも繋がっていることに気づかされる。

私が非常勤講師を勤める桃山学院大学の授業で、障がいのある人をゲストにお招きした際に行った学生へのアンケートで、「障がいのある人の話や一緒にスポーツをしたことで障がいへの理解が高まった」のほか、「自分自身への健康への意識が高まった」という回答があった。障がいや、障がいのある人の理解を深めるためには、実際に関わることがなによりだが、さらには自分自身への関心も高まることにもつながっているのだと思う。

参考文献

宮本啓子［2012］『ミュージック・ケア　その基本と実際』川島書店。

第14章 障がい児・者とキャンプ
――アフターコロナの取り組み――

水流 寛二

はじめに――キャンピズの成り立ち――

特定非営利活動法人キャンピズは有志によるボランティアグループとして1998年に誕生した。成り立ちは、大阪市立中央青年センターで「ともにアウトドア体験をつくりませんか～障がい者支援ボランティア・ゼミナール～」という、障がい者キャンプ支援ボランティア養成講座が開かれ、この講座の趣旨を実践していこうという受講生たちの自発的な熱い思いが結集し、発足に至った。活動にあたっては、「①活動の責任の明確化」「②活動の継続性」「③社会的地位の確保」を考え、法人化することに決まり、2002年9月に特定非営利活動法人（NPO法人）の認証を受けている。

会員は、年齢、性別、障がいの有無を問わず、多くの人に参加してもらうため、正会員、賛助会員、特別会員として活動にボランティアとして参加するキャンピズメイト、キャンパーとして活動に参加するキャンピズクラブに分けており、それぞれの立場で活動に参加しやすいようになっている。組織は、正会員から選ばれた理事による、理事会の下、事務局が日常業務を担っている。各キャンプは理事会の認めたキャンプ長（ＣＤ）が責任者となり、大学生を中心としたボランティァスタッフによって運営されている。また、２０１７年６月からは障害者就労継続支援Ｂ型事業所「ウィズ芦屋」を開設し、福祉事業の展開も行っている。

1　新型コロナウイルス感染症拡大直前のキャンピズの活動

キャンピズでは、障がいのある人が同じメンバーで一年間に八回一泊二日のキャンプを行うことで、様々な社会体験や人間関係を養っていこうという「グループキャンプ」を実施している。グループキャンプは、初めての場所や初めての人との活動など、見通しの立たない場面が苦手なメンバーに同じ場所、同じプログラム、同じスタッフやメンバーとの継続的な活動機会を提供することによって複数泊キャンプへとつなげていくことが可能となっている。

複数泊の「一〇泊の山のキャンプ」、「海での五泊のキャンプ」、「イルカと泳ぐキャンプ」、「二泊三日のキャンプ」など夏季の長期休暇を利用したキャンプはメンバーの余暇活動としてはもとより、家族のレスパイトの機会にもなっている。このほかにもスキーや冬の自然体験を楽しむ「スノーキャンプ」、一年を通じて、四季おりおりの野外体験を楽しむ、「どきどきプロジェクト」を実施している。また、これらの活動を実施していく中で大切な救急安全に関するリスクマネジメントの知識やキャンプの意義、障がい特性の理解やキャンププログラムの企画運営に至るまで、学びを深めるスタッフ研修も年間通じて行っている。新型コロナウイルス感染症拡大前の２０１９年度のキャンプ実績は、次の通りである。

(1) 主催事業

① グループキャンプ

キャンプ名	実施日および参加者数	場　所	対　象
グループキャンプチャレンジ	5/11-12（11名）、6/8-9（11名）、10/5-6（12名）、11/2-3（11名）、12/7-8（12名）、1/18-19（11名）、2/8-9（11名）、3/14-15（自粛中止）	大阪市立信太山青少年野外活動センター	キャンピズクラブ会員
グループキャンプゆったり	5/18-19（14名）、6/15-16（18名）、10/19-20（19名）、11/16-17（19名）、12/7-8（15名）、1/25-26（15名）、2/15-16（15名）、3/14-15（自粛中止）	大阪市立信太山青少年野外活動センター	キャンピズクラブ会員
グループキャンプキッズ	6/8-9（子:11名 親:3名）、10/26-27（子:12名 親:2名）、11/23-24（子:12名 親:2名）	大阪市立信太山青少年野外活動センター	キャンピズクラブ会員及びその保護者

② 宿泊キャンプ

キャンプ名	実施日および参加者数	場　所	対　象
わんぱくキャンプ	8/5-7（2泊3日:13名）	豊中市立青少年自然の家	キャンピズクラブ会員
10泊キャンプ	8/11-21（10泊11日:19名）	国立能登青少年交流の家	キャンピズクラブ会員
淡路ゆったりキャンプ	8/22-27（5泊6日:22名）	国立淡路青少年交流の家	キャンピズクラブ会員
スノーキャンプ	12/25-28（3泊4日:22名）	国立乗鞍青少年交流の家	キャンピズクラブ会員

③ どきどきキャンプ

キャンプ名	実施日および参加者数	場　所	対　象
デイキャンプ及び宿泊キャンプ	デイキャンプ6/29（8名） 宿泊キャンプ10/12-13（台風により中止）	6月（京都水族館）10月（丹波風の家）	キャンピズクラブ会員
ユニバーサルキャンプ	6月1日~2日（104名）	大阪市立信太山青少年野外活動センター	認知症、障害などに関わらず高齢者全般と高齢者キャンプに興味がある方
秋の温泉ツアー	9/28-29（12名）	湯元宝の家	キャンピズクラブ会員

④ その他のキャンプ

キャンプ名	実施日および参加者数	場　所	対　象
研修キャンプ及びCD研修	6/1（56名）、7/20（19名）、9/7-8（32名）、2/1-2（28名）	大阪市立信太山青少年野外活動センター他	キャンピズメイト会員

⑵ その他

① 団体の行うキャンプへのサポート（委託事業）

キャンプ名	実施日	場　所	対　象
専門学校ベルランド看護助産大学校研修	4月4日~5日	大阪市立信太山青少年野外活動センター他	キャンピズメイト会員
大阪市健康回復キャンプ	10月13日	大阪市立信太山青少年野外活動センター	大阪市に在住の喘息罹患の小学生
（株）イング主催キャンプ	8月4日~7日	国立曽爾高原青少年自然の家	学研教室に通う小学生から中学生

② 障がい者キャンプに関する調査研究活動

とくになし

③ 障がい者キャンプに関する情報収集・提供

キャンピズ・ニュースの発行

ホームページ上でのブログ掲載及びFacebookでの活動報告及びプロモーション活動

④ 運営委員会の実施

学生の代表と理事及びキャンプディレクターとの意見交換の場として適宜開催

2　アフターコロナの活動展開

新型コロナウイルス感染症が全世界を恐怖に陥れ、キャンピズもその漆黒の闇に包みこまれていくことになる。２０１９年度の2月のキャンプを境にほとんどのキャンプ事業を停止せざるを得なくなり、キャンプができない日々は3年半にも及んでいる。そして、いまだ以前のような活動ができない状況が続いている。それは同時に、キャンプにボランティアとして参加してくれていた学生の活動機会を奪うことでもあった。キャンピズのキャンプは桃山学院大学社会学部社会福祉学科（現在はソーシャルデザイン学科）の学生が中心となり活動を支えてくれてきた。しかし、キャンピズのキャンプを知っている学生はすべて卒業し、歴代の学生が20年間紡いできたキャンプ活動の体験的引継ぎというノウハウが途絶えてしまったのである。そこで２０２２年度、次代を担う学生の育成のために助成金を申請し、ユニバーサルキャンプに向けた学生研修を実施した。参加した学生は一様に活動の場を渇望していた。しかし、それも活動の継続性がないまま一過性のものとなり、せっかく結集した若い力はバブルのようにはじけてしまうことになる。失われた3年半は相当大きな痛手となり私たちの活動を阻んでいる。若い学生の力は大きな希望である。このエネルギーをキャンプ活動に結びつけ、これまで通りとはいかずとも、着実に進めていかなければならないと考えている。

これを受け、２０２３年度は少ないながらも年間を通したキャンプの計画を立てることにした。活動を決定する中で計画的に学生をキャンプに結び付けようと考えたのである。場所は、東京を離れ田舎暮らしを求めて豊岡の気比地区に移り住んだ、これまでキャンピズメイトとして、そして事務局員としてかかわってくれていたメンバー宅近くにある農機具小屋を使用することにした。計画したのは、6月、8月、10月の計3回である。6月のキャンプは残念ながら学生を確保することができず、学生時代に活動に参加してくれていた社会人のキャンピズメイトに声をかけ、参加してもらうことにした。8月は4人の学生がキャンピズメイトとして登録してくれ、参加してくれた。障がいのある人とのかかわりはほぼ初めての1回生4人組であったが、不慣れな中、真摯に取り組んでくれていた。いい経験になったと言ってくれてはいたものの、今後の継続的な参加につながるかどうかが気がかりなところである。

3　キャンプ再開に向けて

キャンプ再開に向けて桃山学院大学共同研究「大学生のスポーツとヘルスリテラシーに関する研究」の活動の一環として視察研修を実施した。内容は、次の通りである。

日時：2023年3月4日（土）～5日（日）

場所：兵庫県豊岡市

目的：視察①新型コロナウイルス感染予防をしながら、多様なニーズのある人がより安全に自然体験活動を再開することを目標に、地域密着型の共生自然体験活動拠点事業に取り組む古民家の視察とその周辺の自然・社会資源の視察を行う。視察②現地社会資源としてのアウトドア団体「インクルー」の視察を行う。

〈全体会〉本研究成果本（2023年8月締切り）の執筆、中間報告を行なう。

案内人：前田将太（スペシャルニーズキャンプネットワーク事務局・桃山学院大学卒）

視察メンバー：石田易司　水流寛二　竹内靖子

視察①　前田家の概要

豊岡の農地を活用した農作業体験キャンプを実施するために豊岡気比地区の古民家と周辺の農地、農機具小屋の視察を行う。２０２２年７月より入居を始めた前田氏は東京での都会生活を離れ、田舎暮らしを求めていた。もともと、兵庫県伊丹市出身で、馴染みのある関西での田舎暮らし物件を探しており、丹波篠山市や京都府の南丹町など田舎暮らし助成制度などを調べ、現地調査を重ねていた。そんな折、豊岡の民家を売却したいが買い手が見つからない人物が現れ、マッチングに至った。マッチングにあたっては、豊

スケジュール

3月4日（土）

10：12	大阪駅【JR特急こうのとり5号 城崎温泉行】（石田・竹内）
10：34	宝塚駅発（水流）車中で昼食
12：51	城崎温泉駅着
13：00	レンタカー手続き
14：00	視察① 前田家
	地域密着型の共生自然体験活動拠点事業に取り組む古民家の視察とその周辺の自然・社会資源の視察を行う
17：00	全体会（対面 & Zoom）1時間程
	田舎暮らしを求めて東京から豊岡に移住し2022年7月から生活を始めた前田氏より田舎暮らしの実際と、これからの展開について伺い、意見交換を行う

3月5日（日）

10：00	視察② INCREW「インクルー」活動紹介
	インクルー西田氏より但馬地域のすばらしい自然や立地を生かしたアクティビティについて伺う
15：00	レンタカー返却
15：30	城崎温泉駅発【JR特急こうのとり　22号　新大阪行】
17：59	宝塚駅着
18：21	大阪駅着

岡市の移住・定住助成制度を活用している。

視察②　INCREW「インクルー」の概要

INCREW「インクルー」は兵庫県北部、神鍋高原や城崎温泉、竹野浜がある但馬地方にインクルーシブな活動拠点を見出だそう！と始まった。2022年4月7日には一般社団法人として登記し、障がいのあるなし・性差・宗教・国籍・年齢差・地域差いろんな違いをお互い認めながらどんな人も楽しめるものを求めて活動している。そして、お互いを知り、受け入れていくツールの1つとして、様々な体験を通して活動を拡げている。芸術文化観光専門職大学と連携し、ユニバーサルツーリズムやバリアフリー観光に向けた研修等も実施している。

4　アグリキャンプ

2023年6月、3年半ぶりの宿泊キャンプが実現した。アグリキャンプは、6名という少人数で豊岡市城崎温泉の近くにある気比地区の古民家周辺でのキャンプである。古民家の主は前田将太さん。前田さんは学生時代キャンピズメイトとしてキャンプに携わり事務局員も務めてくれていたメンバーだ。卒業後は東京で仕事をされていたが、適応障害を発症し、田舎暮らしを模索していた。そんな折、平野区みんな食堂ネットワークの岩井順一郎さんより、生家である物件がなかなか売却できないという話を聞きマッチアップしたところ、そこを譲り受けて前田家が移住することになったのである。

6月10日の早朝、梅田から高速バスに乗車し一路城崎温泉へ。城崎温泉駅からは介護タクシーに便乗し、4㎞ほど離れた気比地区へ移動。天満神社前の木陰にブルーシートを敷きお弁当タイムを楽しむ。但馬地域で障がいのあるなし・性差・宗教・国籍・年齢差・地域差に関わらずインクルーシブなアウトドア体験を展開する「一般社団法人インクルー」の西田紫乃代表も表敬訪問に訪れ、「一緒に活動できればいいですね」と夢を語り合った。午後からは岩井さん所有の畑を長年お世話いただいている後藤勲さんご指導の下、農作業の体験をさせていただく。後藤さんは有機農法の勉強会に足しげく参加し、化学肥料を使わない有機栽培に力を入れておられる。この日は丸々と太った玉ねぎを収穫させていただいた。さらに、次に来るまで「キャンピズ畑」を用意しておくと約束していただいた。

夕食はお待ちかねのバーベキューだ。みんなの食欲のすごいこと。あっという間に用意された肉類はおなかの中へ。あれあれ、野菜が残っているよ。といった具合であった。食後は近くの温泉に入りその晩はテントで宿泊した。翌朝は前田さんを通じて地域の方のご厚意で「老人会館」をお借りしていたので、トイレや洗面を済ませ朝食を自炊し、スパムおにぎりをほおばった。午前中は浜辺の散策をし、昼食はうす揚げの中にお米と具材を詰めてだし汁で炊くお稲荷炊き込みご飯に挑戦し具だくさんの豚汁と一緒においしくいただいた。帰り間際にはヒマワリの種を植え、次回に来る楽しみの置き土産とした。アグリキャンプはその後、8月、10月に開催している。次年度以降も定例キャンプとして実施することに決定した。

5　関わりをとおした育ち合い

キャンピズはこれまで年間40本を超えるキャンプを実施してきた。障がいのある、なしに関わらず、誰もが楽しみを享受できる機会づくりを目指し、たくさんのキャンプを実施してきたのである。キャンピズのキャンプに参加する人は発達に障がいのある人がほとんどで、中でも自閉スペクトラム症の人が多く参加してくれている。また、活動の担い手として活躍してくれるのは、主に、福祉を学ぶ学生たちだ。不安や戸惑いを抱えながら、学生たちはキャンプを通じて実学をしていくのである。

キャンプは私たちにたくさんのことを発見させてくれる。とくに、福祉の担い手として学びの緒に就いた学生にとっては、障がいのある人をお世話の対象とみてしまいがちだ。それは、できないことに目が向けられ、できないことを「させる」働きに結びつけようとしてしまうからであろう。ところが、キャンパーと出会い、キャンプ活動を通して寝食を共にしていくと、キャンパーのできること多さに気づいていく自らを発見するのである。そして、できていない弱い自分に気づいていくのだ。これは、学生に限って言えることではない。キャンプを運営する私たちにとっても同じことが言える。「できない」と、決めつけ、可能性に蓋をしてしまっていることはないか、再考する必要がありそうだ。

キャンプにかける想いは人それぞれである。その中でも、学生ボランティアスタッフの変化と成長は著しいものを感じる。キャンピズでの活動を通じて、福祉現場を将来の仕事として選択する割合がとても高い傾向がある。他の職業に就いたとしても、この社会状況の中で困っている人に対して、適切に声掛けができ、さりげなく関わることができる人たちが間違いなく育っていることを実感している。これは、ひとえにキャンピズのキャンプを信頼して、望んで参加してくれるキャンパーと、送り出していただいている家族の存在があるからこそであると考えている。

キャンプを通じて関わってきた障がいのある人のなかには、キャンプが生活の一部となっている人もいる。母親が夏のキャンプの申し込みを忘れ、キャンプに参加できなかったキャンパーは代わりに用意された有馬温泉旅行にも納得できず、1年間母親を責め続けたそうだ。風邪のため当日キャンセルとなった別のキャンパーは回復後、自費で両親とともにキャンプ場を訪れ、食堂からトイレなど施設をひと通りまわり、納得して帰っていったこともある。ほかにも、今、キャンプから帰ってきたにもかかわらず、来年のキャンプのことを楽しみにしている人もいる。このように、キャンプがライフスタイルの中に溶け込み、日常生活に張りをもたらす好循環を果たしているようである。

障がいのある人の余暇支援から始まったキャンピズの活動は、たくさんの人にその恩恵をもたらしてくれている。障がいの理解や家族のレスパイトはもちろん、障がいのある人のみならず、そこに関わる全ての人の「できる」喜びとともに、承認され、称賛される存在である自らを気づかせてくれているのである。

6　コミュニケーション障害

「コミュニケーション障害」という言葉をよく耳にするが、この言葉は誰が、誰に対して発する言葉なのであろうか。おそらくここでの、「誰が」側には、「物事を正しく理解している」と思われる側である多数派からの視点が含まれており、「誰に対して」側には、「物事を正しく理解することができない」と思われる側の少数派に対する視点が含まれているように感じる。ここに本当のコミュニケーションを阻害する要因があるように思えてならない。「今どきの若い者は」という言葉があるが、今の若者も、50年前の若者も、それぞれの時代の中に生きており、それぞれの言語や生活スタイルを持っている。若者である「彼ら」の視点からすれば、当時の大人も今の大人も一方的にできないと決めつけて、「社会を知らない愚か者」と切って捨てる発想しかない、逆に言えば愚かな存在なのかもしれない。ここに、コミュニケーションが成り立たつはずなどありえない。同じように、障がいのある人からすれば、精一杯伝えようとしているのに「コミュニケーション障害」というレッテルを貼り、なぜ受容しようとしてくれないのかというところに、真の「コミュニケーション障害」が発生しているのではなだろうか。コミュニケーションは一人では成り立たない。双方の阻害要因が一体どのようなものであるのかということをお互いが歩み寄ろうとする姿勢が必要なのである。コミュニケーション障害は伝わらないと決めつける観念そのものが障害を引き起こしているのであるといえよう。

人と人との関係は、理解しがたいところを超え、分からないなりにも、知り得ようとするお互いの努力を続けることで、小さな兆しが見えてくる。そこに薄日が差しかかったときに初めて、人と人との間に温かなコミュニケーションが芽生えるのではないだろうか。

この、コミュニケーション障害に着想を得て、新たな事業展開も可能ではないかと考えている。私たちは、長年にわたり障がいのある人（以下、キャンパー）たちとキャンプを続けてきた。キャンパーの余暇支援、家族のレスパイト、若い学生たちの学びの機会、社会への情報発信など様々な役割を果たしてきたのである。しかし、これまでの事業は常にキャンパーを参加者として迎え入れることに終始していたように思う。そこで、これまでの発想を大きく転換した事業として、キャンピズ企業研修事業を考えてみた。これは、これまで参加者として受け入れてきたキャンパーを、研修のメインスタッフとして迎え入れ、企業研修における障がい者理解の研修提供者となってもらうものである。キャンパーが研修における重要な人材であるという考え方だ。このことによって、キャンパーにはキャンプに参加することで研修提供者についての報酬を得ることが可能となる。ダイバーシティが叫ばれる中、性の多様性や障がい理解もますます進めていかなければならない事柄である。これまでキャンピズの活動で学生たちが経験してきた学びを企業研修という形に変えて提供するという逆転の発想は画期的だと考えている。ただし、企業がこのような研修スタイルに興味を示すかどうか、さらには、キャンパーの方々に賛同いただき、企業研修の人材として参画していただけるかどうかなど、課題は山積している。これから企業に提案できるだけの詳細な企画書作りをしていかなければならない。

「この子らを世の光に」を遺した糸賀一雄(1)は、それまでの、知的に障がいのある子どもたちに光を当てるという考え方から、障がいのある子どもたちが世の中を照らす光であるとした。キャンピズも、この思想を大切に活動し続けていきたいと考えている。

注

（1）大正3年鳥取市に生まれる。西日本で最初の重症心身障害児施設「びわこ学園」を設立。主たる著書に、「この子らを世の光に」がある。

参考文献

〈邦文献〉

石田易司・竹内靖子・野口和行［2014］『自閉症と豊かな暮らし――キャンプロイヤルから学ぶ――』晃洋書房。

〈ウェブサイト〉

移住定住ポータルサイト「飛んでるローカル豊岡」(https://tonderu-local.com/，２０２３年８月30日閲覧)。
一般社団法人　INCREW (https://beincrew.com/，２０２３年８月30日閲覧)。
公益財団法人　糸賀一雄記念財団 (http://www.itogazaidan.jp/，２０２４年６月９日閲覧)。
特定非営利活動法人キャンピズ (https://campwith.jp/，２０２３年８月30日閲覧)。

第15章

健康を支えるキャンプ

――インクルーシブキャンプの可能性――

竹内　靖子

はじめに――キャンプと社会運動――

ＡＤＡ法成立30周年である２０２０年に、『Crip Camp：A Disability Revolution（ハンディキャンプキャンプ：障がい者運動の夜明け）』という映画が公開された。この映画は、障がい者権利運動の草分けとなった伝説のサマーキャンプ（Camp Jened）を描いた作品である。障がいのある若者たちがキャンプを通して様々なことを学び、自らの力を信じて、関連団体等と連携し多くの抗議活動や社会運動を繰り返し、ＡＤＡ制定という信じられないほどの変化をおこしていくそのドキュメンタリー映画だ。

ＡＤＡとは、Americans with Disabilities Act の略で、「障がいを持つ（障がいのある）アメリカ人法」と訳されている。これは、１９９０年に障がいのある人への差別を無くすことを目的としてできた法律だ。障がい者の草の根運動からはじまり、たくさんの人と協力しながら成立できた法律であることから、その当時だけではなく現在もアメリカ国内外に影響を与えている。

Crip Camp が公開された２０２０年はパンデミック中であったため、筆者が参加しているアメリカセラピューティックレクリエーション協会（ＡＴＲＡ）カンファレンスは、バーチャル開催となり、Netflix で Crip Camp の映画鑑賞会が開かれた。映画の感想は、いつでもチャットできたため、デジタルを活用し、障がいや言語の違いを超えてつながりを強めることができた。今も昔も変わらないのは、組織的な排除や差別をなくし、一人ひとりが参加していると感じる環境をつくろうとしていることである。

人生のうちで私たちの多くが社会的な障壁に遭遇する。どんなときも楽しく生きる環境を整えることで、自身の健康を促進し、健康な社会づくりにつなげるにはどうしたらよいのか。それを明らかにするため本章では、多様な人とともに行うスポーツ・レクリエーション（インクルーシブキャンプ）と健康の関係や、その環境づくりについて考えていく。

1　健康・ウェルネスとスポーツ・レクリエーション

(1) 健康と社会

私達の生活は健康関連の情報であふれている。さらに、新型コロナウイルス感染症の影響により、健康やヘルスリテラシーへの関心も高まっている。健康の定義は、１９４８年発効の世界保健機関（ＷＨＯ）憲章前文に記されており、公益社団法人日本ＷＨＯ協会により「健康とは、病気でないとか、弱っていないということではなく、肉体的にも、精神的にも、そして社会的にも、すべてが満たされた状態にあること」[1]と翻訳されている。

１９９８年11月に神戸で開催されたＷＨＯシンポジウム「高齢化と健康：21世紀の世界的課題」で、「健康長寿の決定要因」が示された〔WHO 1999: 41〕。「健康長寿の決定要因」は、年齢・疾患状況・健康行動などの「個人的要因」、食生活・出生率・雇用などの「直接的要因」、地域の経済状況・社会的安定・文化と信条などの「遠隔的要因」が気候・戦争・紛争・社会システム・技術的進歩などにより影響を受けている図で説明されていた。実際に、新型コロナウイルスによるパンデミックや災害の後は、各国の健康尺度の1つとして考えられている平均寿命が短くなることに示されているように、自然・社会の変化と私たちの健康は密接に関係している。

また、『健康の社会的要因：確かな事実の探求　第二版』にて、健康や病気の原因として社会的な10の要因が挙げられた。その1つ、「社会的支援（social support）」では、「社会的支援システムと良い人間関係は、人々の健康保持に大きく貢献する」と記され、「社会的なつながり」は、「人間の社会的関係の質と、コミュニティもしくはより広範囲の社会において信頼関係があること、お互いに義務を負うこと、お互いを尊重すること」と定義され、「このつながりがあることで、人々は守られ同時に健康も保持できる[2]」と記されている。

私たちの健康は、社会とどのようにつながるかによって大きく影響するのだ。

(2) ウェルネスとしてのスポーツ・レクリエーション

1961年、ハルバート・ダン（Halbert L. Dunn）は、*High Level Wellness* で、よりよい人生を送るために多次元的に考えられたあたらしい「健康」の概念としてウェルネス（wellness）を提唱した〔野崎 1994: 43-45〕。1980年代初期に、日本YMCAは日本にウエルネスを導入し、その概念を「個人の能力を最大に発揮するため、その機能を最大に発達させる方法」「より良い人生を送るために必要な知識方法を個人が選び、実施する過程」であると定めている〔日本YMCA研究所 1987: 59〕。つまり、ウェルネスとは、より充実した生きがいのある人生を求めて様々な角度から個と社会の健康を増進させることと考えられる。

スポーツ・レクリエーション活動は、自らの楽しさからはじまる活動であり、社会的なつながりやウェルネスが実現すれば、よりよい人生のための個々の成長や社会課題解決等が期待できる。筆者の所属する大学では、スポーツ・レクリエーションに関する授業は、主に、教養教育科目と社会学部ソーシャルデザイン学科教育科目として開講されている。レクリエーション・キャンプ・アダプテッドスポーツを学ぶ授業は双方向型や対話型授業が多く、福祉現場と共同で行うボランティア活動・演習・実習を通して、現地の人やその活動内容・活動団体・社会を理解し、各現場や個々の生活に活かすことを目指している。個々の楽しみ・ニーズに合わせた質の高いスポーツ・レクリエーションであればあるほど、つながりを育み、その活動をより充実して行うための環境を整える（社会的な健康づくりが構築される）という発想がその根底にある。[3]

2　多様なニーズのある子どもとつくるキャンプ

(1) キッズファミリーキャンプ

次に、スポーツ・レクリエーションを通したつながりづくりとして、２０１５年から２０１９年まで行ってきた「キッズファミリーキャンプ」と、コロナ以降の取り組みを概説する。

「キッズファミリーキャンプ」とは、ＮＰＯ法人と学生が共同で、発達の気になる子どもを中心に一泊二日のキャンプを年３回行なう組織キャンプである（**表15－1**、**図15－1**）。

表 15-1　キッズファミリーキャンプの目的

【参加者の目的】　楽しいキャンプ経験を通し、子ども同士互いに助け合うことを覚え子どもの社会性などの成長を促す
【関係者の目的】　楽しいキャンプ経験を通し、子どもの特徴やニーズを知り、講座や情報交換を通し、支援・共生のあり方を考える

出所）キッズファミリーキャンプ報告書を参照し筆者作成。

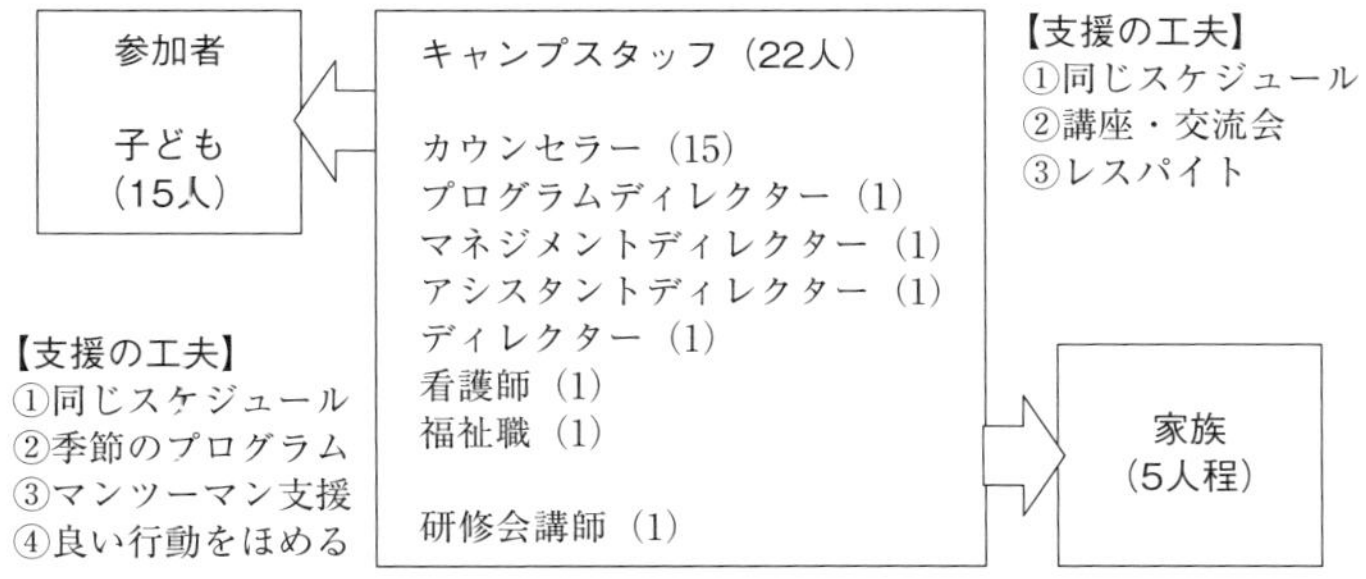

図 15-1　キッズファミリーキャンプの組織と支援の工夫
出所）キッズファミリーキャンプ報告書を参照し筆者作成。

(2) キャンプによる変化

このキャンプの評価として、保護者対象に「キャンプ後、子どもたちに変化があったかどうか」を尋ねるアンケートを行った。２０１６年から２０１９年の間に累計45人から回答があり、結果としては、「変化有り」が34人（75・6％）、「変化無し」が11人（24・4％）であった。さらに変化として、表情では、「笑顔（ニコニコ）」「発散」「リフレッシュ」「満足感」という言葉が挙げられており、考えについても「どんどんキャンプが好きになる」「お手伝いしようとしてくれる」が挙げられていた。さらに行動の変化では、「また行きたい」「また会いたい」「あたらしい仲間や小集団で活動できた」「同世代と活動できた」「体力がついた」「自分の足で歩けた」「一人で就寝・お泊りできた」「修学旅行も抵抗なく参加できそうと先生に言ってもらえた」「お手伝いできた」などそれぞれの子どもにとって有意義な行動が挙げられ

ていた。その表情・考え・行動の変化はキャンプ中と直後に起こることが多く、その後は元の生活に戻ることもあるが、キャンプは楽しいものと実感すれば、それを楽しみに日々過ごす子どもたちの姿も見受けられた［竹内ほか 2020: 28-30］。家族にとっては、レスパイト（休息）の意味もあり、スタッフにとっては、マンツーマンの関わりであることから、関係をつくりやすく、キャンパー（子どもや障がい）の理解やレクリエーションの幅が広がる貴重な体験（授業）となっていた。

このように相互に理解を深めるキャンプ実践は、子ども・保護者・支援者が連携し、工夫しながら自然の中で生活する取り組みであり、日常生活にもよい影響を与えると期待される［竹内・坂本 2018: 48］活動であった。

(3) インクルーシブキャンプへ

２０２０年３月、新型コロナウイルスの影響により従来のキャンプ活動は中断された。そこで、これまでのキャンプを振り返り、新たなキャンプをつくり始めた。

コロナ以降、室内で過ごすことが増え、自然体験ができない子どもが増えたこともあり、キャンプをやってみたい多様なニーズのある子ども対象キャンプをリスタートした。子どもを中心に、保護者や家族そしてスタッフ一人ひとりを尊重しながらそれぞれが自分らしく生活することを学んだり、その環境をつくるためのインクルーシブ（共生）キャンプを目指すようになった。デジタルの導入により多様な個別支援が可能となり、より主体的に活動に取り組みやすい環境となっている。そのため、コロナ前と比べ、キャンプ前後のミーティングを個々に合わせて行えるようになったが、キャンセルも多くなり、家族とスタッフを合わせて10名程の小規模キャンプを行った。コロナ後の課題も、成長を支えるキャンプの継続が難しいことであり、その解決には人材と資金が必要である。さらに、アメリカの個別教育計画のように、レクリエーション療法やレクリエーション専門家が支援チームの一員として、学校教育や社会教育現場で余暇自立支援を行う必要があるだろう。具体的には、子どもの特性に沿った教育目標を達成するために、適切なレクリエーションサービスや施設での活動とつなぐことが必要である。

3　アメリカのインクルーシブ教育とキャンプ

⑴ アメリカのインクルーシブ教育

Oxford English Dictionary によると"Inclusive Education"は、１９７０年代から使用され「すべての生徒を含む教育、または教育方針」とされている。

１９７０年頃のアメリカでは、１９６４年の公民権法の制定、１９７２年の自立生活支援センター開設（カリフォルニア州バークレー）、１９７３年のリハビリテーション法第５０４条など、公民権運動として障害者運動が促進された。その後、１９９０年「障がいのあるアメリカ人法」の成立につながり、米国における障害者政策は、障害の有無による差別を禁止し、障がい者の公民権を認め、機会の均等を目指すものに変化し［野口 2011: 24-25］、一人ひとりの自立支援が進められた。

障がいのある子どもの教育は、１９７５年に「全障害児教育法（Education for All Handicapped Children Act: EAHCA）」成立後、１９９０年以降は「個別障害者教育法（Individuals with Disabilities Education Act: IDEA）」を基に行われている。ＩＤＥＡの目的には、「障がいのある児童は、その固有のニーズを満たし、進学、就職、自立した生活に備えるよう設計された特別教育（special education）と関連サービス（related services）を重視した、無償の適切な教育を受けられるようにする」[4]と明記されている。障がいのある子ども一人ひとりのニーズにそった支援を行うための「個別教育計画」(Individualized Education Programs: IEP) に沿い、「特別教育」と「関連サービス」で構成された適切な教育が行われている。

アメリカでは、レクリエーションの専門家はこの支援チームの一員であり、「関連サービス」の中に、「治療的レクリエーションを含むレクリエーション」が含まれている。具体的には、「①余暇領域のアセスメント　②治療的レクリエーション　③学校や地域の余暇プログラム　④余暇教育」[5]がある。個々の個別教育計画そして興味に沿った活動を通した自立支援は、放課後プログラムやキャンプ等がレクリエーション関連施設で行われている。このように、アメリカの障がいのあるある子どもは、無償の適切な教育を最も制約の少ない環境で受けることが保証され、可能な限り同じ環境で行うインクルーシブ教育が行われている。

(2) インクルーシブ教育としてのキャンプ

アメリカで初めての障がい児キャンプは、１８７６年、Rothbrock 医師が医療の必要な子どもたちを対象に健康増進を目的に行われたキャンプといわれている [Ramsing 2017: 752]。その後、様々な障がいやスペシャルニーズのある人を対象にしたキャンプや、インクルーシブキャンプが行われた [野口 2011: 27-31]。

米国教育省教育科学研究所のデータベースにある「インクルーシブキャンプに関する全米規模の研究 (National Inclusive Camp Practices (NICP) Project)」では、障がいの有無に関わらず、参加者を募集している12か所の宿泊キャンプと2か所の自然学校が実施する宿泊型野外教育プログラムに参加した７４３名 (うち３７３名に障がいあり) を対象に、カウンセラー、観察者及び親による評価を実施した。その結果、レクリエーション分野において、障がいのある参加者は仲間との社会的交流とプログラムへの積極的な参加が増え、障がいのない参加者は、社会的相互作用を改善し、自分と異なる人に対する理解と尊敬を深めた〔Brannan 2000: 26-29〕と報告された。アメリカでは、子どもの成長や自立につながる変化を示す様々な研究と多様な子どものニーズ基づきインクルーシブキャンプ実践の在り方は検討され続けている。２０２３年以降はアメリカキャンプ協会では、多様性（Diversity）、公平性（Equity）、インクルージョン（Inclusion）を推進する循環型評価ツール(6)を活用したキャンプが行われている。

４　これからのインクルーシブ教育キャンプ

『日本大百科事典』によると、アメリカの「インクルーシブ教育の考え方は、１９９４年のユネスコ「サラマンカ宣言（声明）」に採用され、世界に広まった。」その後、「２００６年に国連総会で採択された「障害者の権利に関する条約」でも、「障害者を包容するあらゆる段階の教育制度及び生涯学習を確保する」とされ、インクルーシブ教育が盛り込まれた」〔野口 2020〕とある。日本は、２００７年に署名し、２０１３年に条約締結のための国会承認後、２０１４年2月より発効している。日本が締結した障害者権利条約は、インクルーシブ教育システムを確立するよう締結国に求め、２０２２年9月国連（障害者権利委員会）は日本政府に再要請しており、国際的な基準に沿った日本のインクルーシブ教育システムをいかに構築するかは喫緊の課題だ。

日本ではじめての障がい児キャンプは、１９５３年に朝日新聞厚生文化事業団と神戸YMCAが主催し、香川県余島で肢体不自由児対象に1週間行われたキャンプと言われている。このキャンプがきっかけとなって、その後、様々な障がいや社会的障壁のある人を対象としたキャンプが行われている。その後、これまでのキャンプの統合キャンプ等も行われ、現在はインクルーシブ（共生）キャンプが行われている。これらの多様なキャンプがあることで、子ども一人ひとりのニーズに沿ったキャンプ体験が実現できる。

以下、これからのインクルーシブキャンプに必要な視点を明らかにしておこう。

⑴ 個別レクリエーション活動支援

余暇を有意義に過ごすレクリエーションの時間は、健康でバランスのとれた生活を送るために必要である。そのため、余暇を有意義に過ごすための体系的な教育と支援は、生涯にわたり必要となる。キャンプにおいても個別支援が原則であり、子ども一人ひとりが安全な環境の中で安心して、余暇目標を立て実践していくことで、自分らしい余暇活動や社会とつながり、それをひろげることができる。

日本の学校での自然体験（野外教育）プログラムは1回のみが多く、自然体験としてはよいが、生涯の楽しみや自立につながるプログラムになりにくい。そのため、アメリカのような自立支援につなげる個別余暇支援の実現のための制度、組織、人材育成が必要である。

⑵ デジタルを活用した支援システム

日本では、GIGAスクール構想によりデジタルを活用したインクルーシブ教育が推進され、多様な子どもの社会生活支援もアナログからデジタル化している。

キャンプは共生社会教育の1つであり、子どもや保護者、キャンプ関係者への心理・社会的効果が期待できる。しかし、多様なニーズのある子どものキャンプは、家族やボランティア中心に行われているため、人材・資金が少なく、活動評価や系統だった支援方法の集積が困難で、継続も難しい。この課題を解決するには、デジタルを活用し各団体の支援方法を集積、評価し、最善の方法を見つけることが有効と考えられる。

しかし、２０２２年度に実施された「体験活動の質を高めるためのデジタル活用に関するアンケート調査」（有効回答数３０４）では、デジタルを積極的に活用する団体がある一方で、約半数の団体がデジタル活用に消極的であった。課題については、通信環境等の問題・費用・スタッフの不足があげられていた。「デジタル技術を活用した活動・取り組みにより、リアルの体験活動の価値・効果が薄れてしまうと思う（76団体：25％）」という結果もあり、施設側のデジタル導入には差があることが明らかになった。[7] アメリカでは、キャンプは、自らの精神・社会・身体的な幸福を向上させ、共生感覚を育む教育の１つとして定着しており、デジタルを活用した支援環境を官民学で構築しているため、日本でのデジタルシステムの構築の参考となるだろう。

(3) 客観的・批判的思考

子ども・関係者・自然がよりよくあることもインクルーシブ教育に求められている。ボランティアスタッフが行うキャンプが慈善活動やベストプラクティスに認定されると批判的に評価することがむずかしくなる。さらに、人中心の活動となり、自然からよい影響を得ることのみに注目していると、結果として自然に悪影響を与える可能性もある。

ハワイ州オアフ島では、気候変動による海面上昇や、オーバーツーリズムによる自然の変化を身近な生活で感じることが多いため、自然保護や文化継承のためのレクリエーション活動や観光支援が行われている。ハナウマ湾は、コロナ以前は、１日３０００人以上が訪れる人気のシュノーケリングスポットだった。ハナウマ湾は、

１９６７年に「海洋生物保護区域」に指定され、２００２年「海洋教育センター」が開設され、全訪問者は海洋生物・自然環境保護・安全対策を学ぶ動画視聴が義務づけられた。新型コロナウイルスの感染拡大を受けて２０２０年３月から９か月にわたり、ハナウマ湾を閉鎖したことが自然環境に良かったことから、２０２１年４月からオンライン事前予約システムが導入された（１日１４００人まで、州外訪問者は入場料必要、住民は無料）(8)。このように行政が自然を守りながらレクリエーションを行うシステムが構築されている。さらに、サンスクリーン（日焼け止め）法で、有害成分が含まれる日焼け止めの流通販売を禁止し、海の生態系を保護している。ホテルによっては、宿泊料に自然や森林を保護する寄付が含まれていることもある。このような、自然環境保護活動は、さらに広い世界の人や自然との共生を考えるインクルーシブ教育を促進するだろう。

おわりに

本章では、スポーツ・レクリエーションとしての「キャンプ」と「健康や幸せ」の関係や、その環境づくりについてアメリカの取り組みを参考に検討した。そして一人ひとりのニーズに沿った健康を支えるインクルーシブキャンプ（余暇）支援を行うためには、自助だけではなく、他団体との協力や公的な保障といった大きなサポートが必要であることがわかった。

注

（1）「健康の定義（邦訳）」（https://japan-who.or.jp/about/who-what/charter/，２０２３年8月31日閲覧）。

（2）「健康の社会的要因」は、Richard Wilkinson・Michael Marmot 編・髙野健人（監修・監訳）・WHO健康都市研究協力センター・日本健康都市学会（訳）［2004］『健康の社会的決定要因（第二版）』　特定非営利法人健康都市推進会議を参照（https://www.tmd.ac.jp/med/hlth/whocc/pdf/solidfacts2nd.pdf，２０２３年８月31日閲覧）。

（3）文部科学省スポーツ基本計画の用語補足説明においてスポーツ・レクリエーション活動は、「スポーツとして行われるレクリエーション活動のこと。心身の健全な発達、生きがいのある豊かな生活の実現等のために行われる活動としてスポーツ基本法第24条において新たに位置づけられた。」と説明されている［文部科学省 2012］。

（4）「IDEA」については、〝US Department of Education〟を参照（https://sites.ed.gov/idea/statuteregulations/，２０２３年８月31日閲覧）。

（5）注４と同。

（6）「循環型評価ツール」については、〝Creating Inclusive Camps Tool〟を参照（https://www.acacamps.org/resources/creating-inclusive-camps-tool，２０２３年８月31日閲覧）。

（7）浜銀総合研究所「令和四年度文部科学省委託調査「体験活動等を通じた青少年自立支援プロジェクト」青少年の体験活動の推進に関する調査研究報告書「体験活動の質を高めるためのデジタル技術活用に関する調査研究」」20頁を参照（https://www.mext.go.jp/content/20230619-mxt_chisui02-100003338.pdf，２０２３年８月31日閲覧）。

（8）「ハナウマ湾への入園方法」については、〝ESTA online center〟を参照（https://esta-center.com/news/detail/027800.html，２０２４年６月18日閲覧）。

参考文献

〈邦文献〉

竹内靖子・石田易司・野口和行・髙瀬宏樹［2020］「キャンプの魅力・課題・環境づくり――主に発達障がい児キャンプに注目して――」『桃山学院大学総合研究所研究紀要』46（1）、19-35。

竹内靖子・坂本昭裕［2018］「相互成長の場としての発達障害児キャンプ」『野外教育研究』22（1）、37-49。

日本ＹＭＣＡ研究所［1987］『ＹＭＣＡオリエンテーションシリーズ４』。

野口和行［2011］「米国における障害者を対象とした野外教育――米国の障害者政策と障害者教育の変遷との関連――」『慶應義塾大学体育研究所紀要』50(１)、23‐32。

野口武悟［2020］「インクルーシブ教育」『日本大百科全書（ニッポニカ）』小学館（JapanKnowledge, https://japanknowledge-com.andrew.idm.oclc.org, ２０２３年８月31日閲覧)。

野崎康明［1994］『ウエルネスの理論と実践』メイツ出版。


〈欧文献〉

Brannan, S., Arick, J., Fullerton, A., & Harris, J.［2000］“Inclusive Outdoor Programs Benefit Youth: Recent Research on Practices and Effects,” *Camping Magazine*, 73(4), 26-29.
Oxford English Dictionary, s.v. “inclusive education (n.) ”,July 2023 (https://doi.org/10.1093/OED/3079081668, 2023年８月31日閲覧).
Ramsing, R.［2007］“Organized Camping: A Historical Perspective,” Child and Adolescent Psychiatric Clinics of North America, 16(4), 752.
WHO［1999］“Ageing and health: a global challenge for the twenty-first century: proceedings of a WHO symposium, Kobe,” 10-13 November 1998, 41.

あとがき

本書は、２０２1年度から２０２3年度に実施した桃山学院大学（以下、本学）共同研究プロジェクト「大学生のスポーツとヘルスリテラシーに関する研究」（21共２８１）の成果をまとめたものである。この共同研究プロジェクトは、本学の社会学部（社会学科とソーシャルデザイン学科）に所属する教員が中心となって構成されている。一読いただければわかるように、そのことが、本書のスタンスを独特なものにしているように思われる。

どういうことか。たとえば同じ学部に所属していても、社会学科とソーシャルデザイン学科では、研究するさいの着眼点が大きく異なる。まず、社会学科は社会学（sociology）の立場で考える。ヘルスリテラシーという対象でいえば、そもそも人びとが健康への関心を高め、「正しい」情報を得ようと躍起になるという、そうした考え方がどのようにして社会の中に広まってきたのかに関心を向ける。昔と今で健康に関する常識が変わっているとすれば、その変化に着目するのが社会学らしいものの見方である。

他方で、ソーシャルデザイン学科は社会福祉学（social welfare）の立場で考える。この立場からすれば、ヘルスリテラシーという考え方がいかにして日本社会に広まったのかという点はさして問題にならない。ヘルスリテラシーの重要性を認めたうえで、さまざまな立場にある人、たとえば高齢者やなんらかの障がいのある人びとのヘルスリテラシーを高めるにはどうすればよいかといった点に関心を向けるのが社会福祉学的なものの見方である。健康・スポーツ学（health and sports sciences）に関しても、スポーツを通してすべての人のヘルスリテラシーを高める方法に関心を向けるのが健康・スポーツ学的なものの見方である。

従来のヘルスリテラシーに関する書物は、どちらかというと後者の問題関心から編まれることが多かった。なるほど、「人生100年時代」と呼ばれる現代の社会において、いかにして健康寿命を伸ばすのかといった問いは、誰にとっても切実なものだ。けれども、健康であることに駆り立てられる社会は、一方では息苦しさをともなう。ダイエットをすることが健康や美につながることは知っていても、どうしてもケーキを食べたい日だってあるのが人間だ。その意味で、ヘルスリテラシーを所与のものとして扱うだけではなく、その発想をメタレベルで考察する視点がふくまれていてもよいだろうし、双方の視点が含まれているところに、類書にはない本書の特徴があらわれているだろう。

本書は、桃山学院大学総合研究所 共同研究プロジェクト「21共281 大学生のスポーツとヘルスリテラシーに関する研究」及び、2023年度桃山学院大学総合研究所学術出版助成によって出版が実現した。本研究を進めるにあたり、桃山学院大学社会学部 石田易司名誉教授、川井太加子教授、木下栄二教授、名部圭一教授に貴重なご助言をいただいた。出版にあたっては、晃洋書房の丸井清泰氏と坂野美鈴氏に多大なご協力をいただいた。この場を借りてお礼を申し上げたい。

2024年10月11日

編者一同

索　　引

あ

アイデンティティ　151
アサヒキャンプ　168, 169
アスリート　147
アダプテッドスポーツ　176
歩け歩けの会　164
育児休業制度　62
市川房枝　61
糸賀一雄　197
インクルーシブ　193
　――キャンプ　206
　――教育　205
　――スポーツ　176
　――な活動　192
陰謀論　45
ウィンブルドン　162
ウェアラブル端末　78
ウェルネス　201
ウェルビーイング　103
運動　86, 134
　――習慣　90
HLS-EU-Q47　99
エデュテインメント　76
エネルギー消費量（kcal）　136
エンパワーメント　98
大阪市長居障がい者スポーツセンター　173
大阪市立中央青年センター　185
オタワ憲章　96
男らしさ／女らしさ　58
オリンピック　162, 163, 167
　東京――　167
　ロサンゼルス――　166
　ローマ――　165

か

過労死　32
感情労働　64
キャンプカウンセラー　168
共生社会　161, 170, 178
規律・訓練　8
筋肉　109
　――的キリスト教　126
　――量　109
筋力トレーニング　113, 119
グッドマン, L.　173
ケア　61, 66
ゲーミフィケーション　76
ゲーム障害　69
健康　107
　――格差　31
　――食品　46
　――増進運動　163
　――日本21　22
　社会的――　86
　身体的――　86
　精神的――　86
神戸レガッタアンドアスレチック
　　倶楽部　163
国際婦人年をきっかけとして行動を起こす
　　女たちの会　61
国際ろう者スポーツ委員会　165
子ども中心主義　66
コミュニケーション障害　195, 196
コミュニティ　171
ゴルトン, F.　11
コンピュータゲーム　69

さ

座位行動　134
仕事と子育ての両立　66
自然食　46
脂肪　109
　――量　109
死亡率　110
市民マラソン　164

社会経済的地位　32
社会ダーウィニズム　12
社会的支援　201
社会的バリア　179
主体的・対話的で深い学び
（アクティブラーニング）　101
生涯スポーツ　134
食育推進施策　64
新型コロナウイルス　59, 190
——感染症　186, 189
新左翼運動　50
身体活動　86, 134
身体組成　110
身体的負荷　140
身体不活動　134
ステレオタイプ　61, 62
ストレンジ, F.　7
スポーツ・フォー・オール　162, 164
——政策　166
スポーツ・レクリエーション　202
スポーツ基本法　175
スポーツクラブ　162, 165
スポーツ振興法　167
スポーツ文化複合　120
スポーツボランティア
160, 166-168, 170
スマートウォッチ　78
スリーデーマーチ　164
生活活動　134
生活習慣病　135
——予防　140
生活の質　31
生権力　8
世界保健機関　19
全国高等学校野球選手権大会　164
全国障害者スポーツ大会　181
全国中等学校優勝野球大会　164

た

ダイエット　112
第二次世界大戦　165, 176
ダイバーシティ　196
体力　86
男性論　59
デフリンピック　165
デュアルキャリア　153
特定非営利活動法人キャンピズ　185

な

内閣府男女共同参画局　62
ナイチンゲール, F.　13
南北戦争　162
日本厚生協会　163
日本レクリエーション協会　163
認知労働　64
Nature　54
ノーマライゼーション　20

は

バーンアウト　149
パラスポーツ指導員　173
パラリンピック　165, 173, 176
バリアフリー観光　192
反資本主義　50
BMI　108
ピエール＝ド＝クーベルタン　163
ブラック企業　32
フレイル　182
文化化　127
ヘルスプロモーション　95
ヘルスリテラシー　88
ボディコンテスト　119

ま

舞洲障がい者スポーツセンター　182
マルチコンポーネント運動　137
ミュージック・ケア　174, 175, 178
魅力　108
無酸素運動　139
メッツ（METs）　136
メンタルコーチ　148
メンタルトレーニング　147

メンタルヘルス　32, 91, 145
モバイル化　77

や・わ

有機農業　49
有酸素運動　138
優生学　11
優生思想　9
ユニバーサルキャンプ　189
ユニバーサルスポーツ　176
ユニバーサルツーリズム　192
ユビキタス化　77
養生　6
余暇開発センター　166
ワークライフバランス　66

《執筆者紹介》（執筆順、＊は編著者）

＊大《おお》野《の》哲《てつ》也《や》	（桃山学院大学社会学部教授）	［第１章］
＊竹《たけ》内《うち》靖《やす》子《こ》	（桃山学院大学社会学部准教授）	［第１章・第15章］
＊木《き》島《じま》由《よし》晶《まさ》	（桃山学院大学社会学部准教授）	［第２章・第５章］
長《なが》﨑《さき》励《れ》朗《お》	（桃山学院大学社会学部准教授）	［第３章］
＊石《いし》田《だ》あゆう	（桃山学院大学社会学部教授）	［第４章］
大《おお》西《にし》史《ふみ》晃《あき》	（桃山学院大学経済学部講師）	［第６章］
松《まつ》元《もと》隆《たか》秀《ひで》	（桃山学院大学共通教育機構講師）	［第７章］
山《やま》下《した》陽《よう》平《へい》	（福山大学経済学部講師）	［第８章］
石《いし》村《むら》広《ひろ》明《あき》	（東京都立産業技術高等専門学校ものづくり工学科助教）	［第９章］
井《い》口《ぐち》祐《ゆう》貴《き》	（桃山学院大学法学部講師）	［第10章］
松《まつ》本《もと》直《なお》也《や》	（桃山学院大学経済学部准教授）	［第11章］
石《いし》田《だ》易《やす》司《のり》	（桃山学院大学名誉教授）	［第12章］
植《うえ》田《だ》里《さと》美《み》	（大阪市長居障がい者スポーツセンター指導員）	［第13章］
水《つ》流《る》寛《かん》二《じ》	（特定非営利活動法人キャンピズ代表理事）	［第14章］

ヘルスリテラシーの諸相

——メディア・スポーツ・ウェルネス——

2024 年 12 月 10 日　初版第 1 刷発行

＊定価はカバーに
表示してあります。

編著者　大野哲也
竹内靖子
石田あゆう ©
木島由晶

発行者　萩原淳平

印刷者　藤原愛子

発行所　株式会社　晃洋書房

〒615-0026　京都市右京区西院北矢掛町 7 番地
電話　075-312-0788 番㈹
振替口座　01040-6-32280

装丁　仲川里美（藤原印刷株式会社）　印刷・製本　藤原印刷㈱

ISBN978-4-7710-3891-2